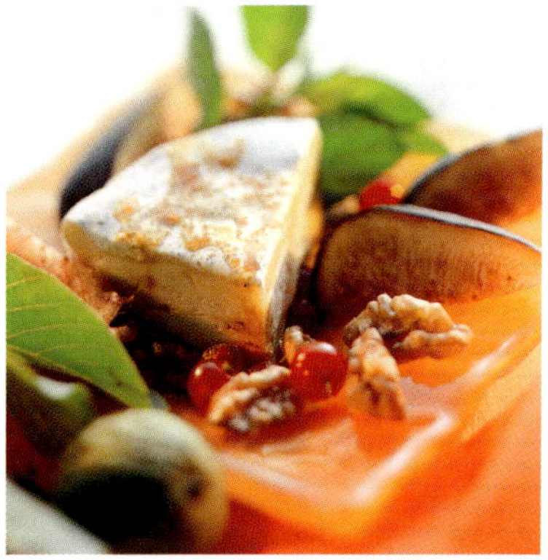

BRAIN FOOD

Kulinarisches für kluge Köpfe

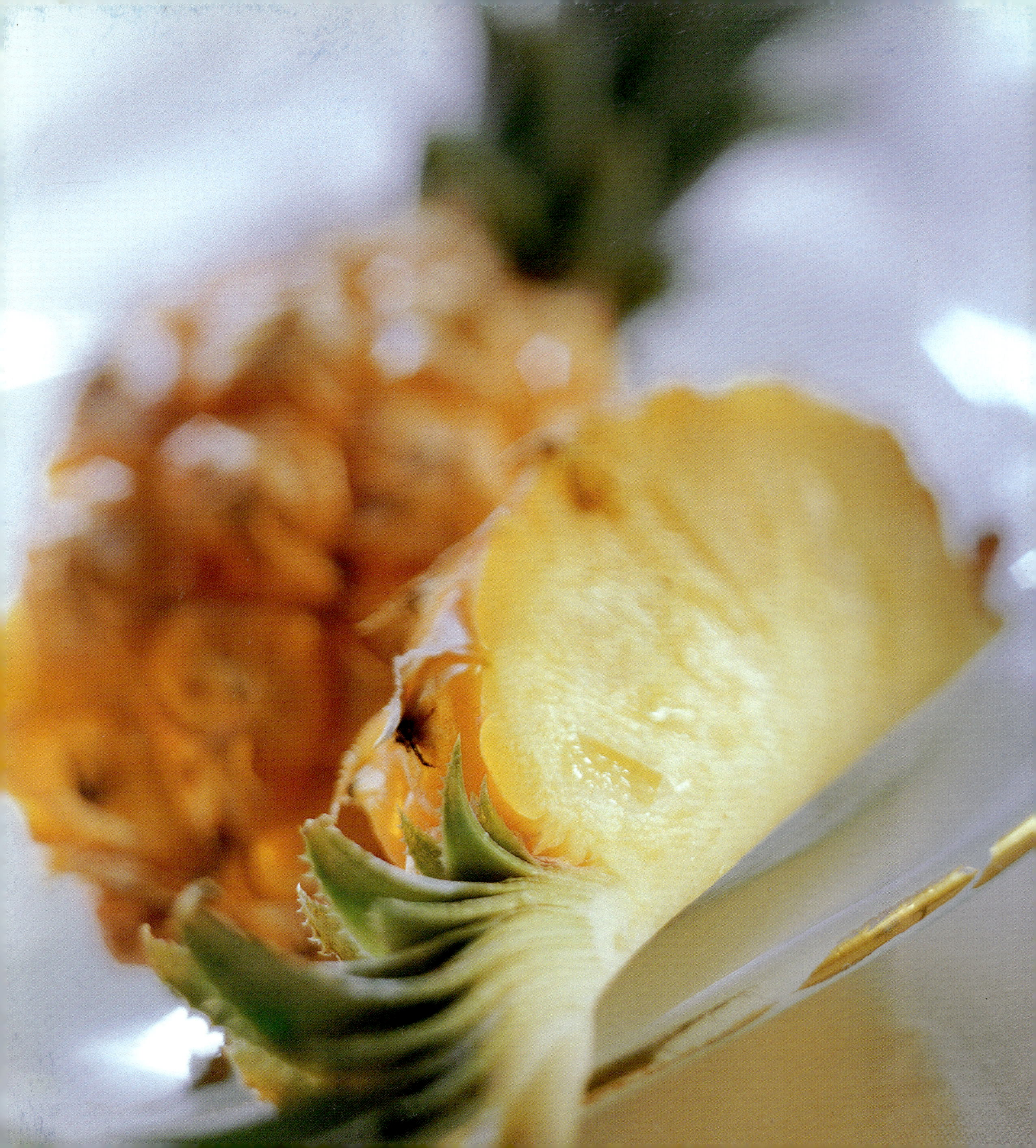

BRAIN FOOD

Kulinarisches für kluge Köpfe

Inhalt

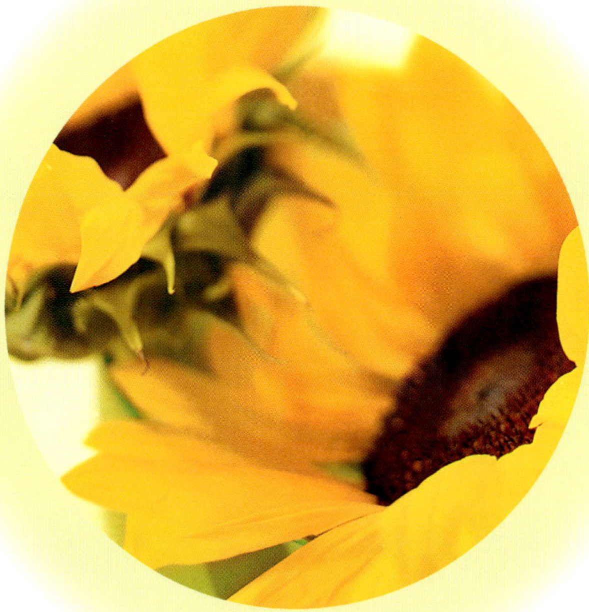

Theorie:

Vorwort 7

Unser Gehirn – ein gigantisches Netzwerk 8

Gesunde Ernährung für die grauen Zellen 11

Neurotransmitter – die Botenstoffe 15

Was Sie sonst noch wissen sollten 18

So helfen Nährstoffe gezielt 20

Rezeptteil:

Frühstück 22

Snacks und Drinks 34

Vorspeisen 48

Salate und Kaltes 62

Suppen und Eintöpfe 82

Gemüse und Hülsenfrüchte 98

Fisch und Meeresfrüchte 118

Geflügel und Fleisch 134

Desserts 152

Anhang:

Register 164

Impressum 168

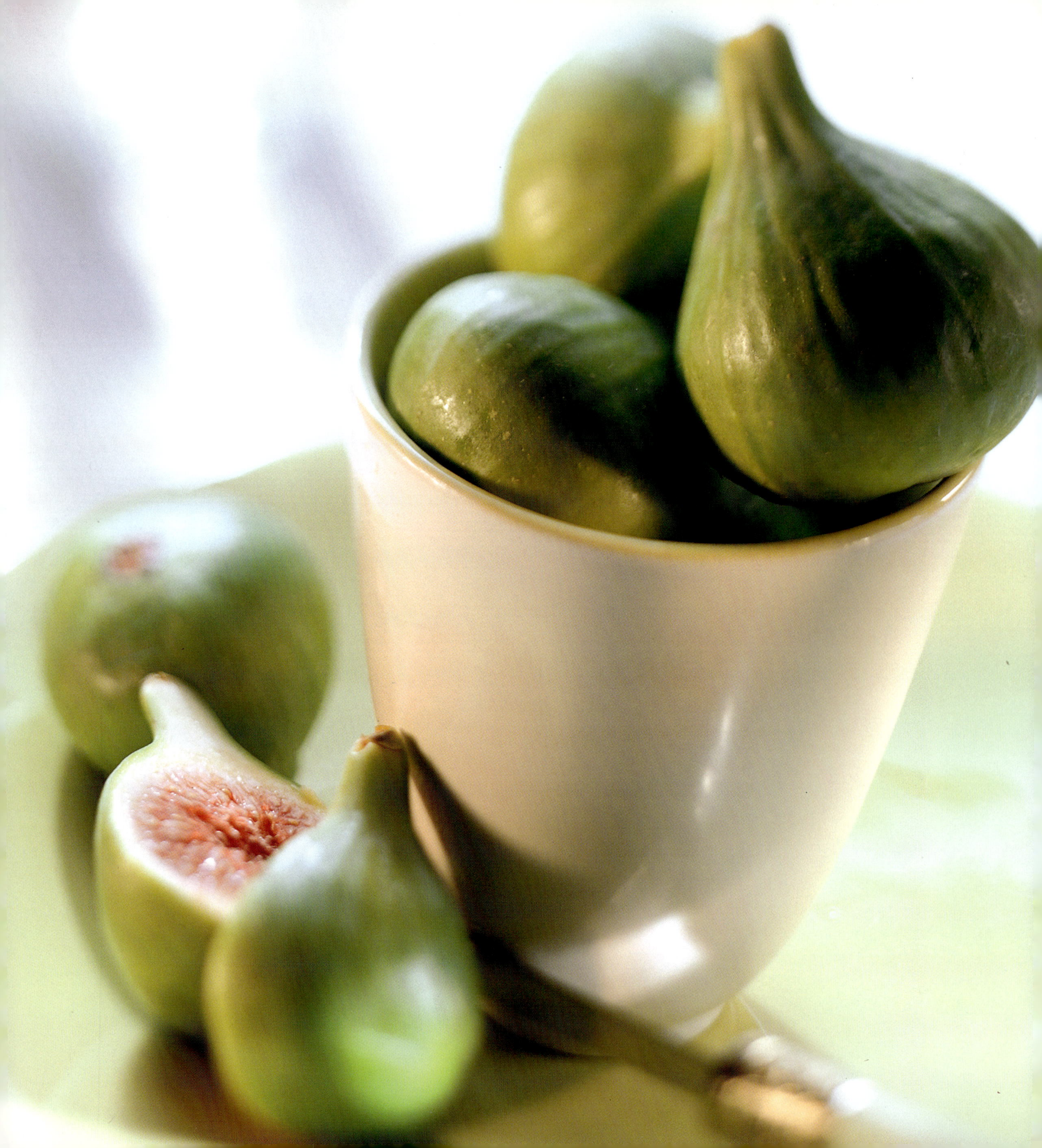

Vorwort

Unser Gehirn mußte noch nie so viel leisten wie heute. In unserer Multi-Media-Gesellschaft werden wir von einer permanenten Informationsflut überschwemmt, im Alltag müssen wir die stetig zunehmenden Belastungen wie Termin- und Leistungsdruck bewältigen. Kein Wunder, daß unsere »grauen Zellen« immer öfter kapitulieren: Nervosität, Konzentrationsschwäche, Gedächtnislücken, Aggressivität und labile Stimmung sind die Folgen der Überbeanspruchung.

In letzter Zeit kristallisiert es sich durch wissenschaftliche Studien immer eindrucksvoller heraus, wie eng die Verknüpfung von Gehirnfunktion, Ernährung und körperlichem wie seelischem Wohlbefinden ist. Wir haben es also in der Hand, durch die richtige Kombination aus Nahrung und intellektueller Anforderung die Voraussetzungen zu schaffen, um wirklich das gesamte Potential unserer geistigen wie auch emotionalen Intelligenz voll auszuschöpfen, die Konzentrations- wie die Gedächtnisleistung zu steigern. Das gilt ausnahmslos für jedes Alter, für jede Lebenssituation und für jede Tätigkeit. Daß ein Kind während der Schulzeit mit Leichtigkeit lernt, der Student sich bei den Prüfungen gut an den Semesterstoff erinnert oder der Personalchef voll konzentriert wichtige Verhandlungen führt, alles kann durch gezieltes Brainfood erreicht werden. Wenn Sie Ihr Gehirn – mit dem Sie denken, handeln und empfinden – optimal ernähren, macht Sie dieses faszinierende Hochleistungsorgan für alle Ihre Anforderungen topfit. Beim Kochen und Genießen dieser Rezepte wünsche ich Ihnen viel Vergnügen.

Marlisa Szwillus

Unser Gehirn – ein gigantisches Netzwerk

Das menschliche Gehirn hat zweifellos die faszinierendste Struktur, die wir im Universum kennen. Es ist das flexibelste, komplexeste und dynamischste unserer Organe. Sämtliche Abläufe werden von ihm gesteuert, es ist Koordinations-, Kontroll- und Befehlszentrum zugleich.

EXPERTEN schätzen, daß das Gehirn eines Erwachsenen etwa 100 Milliarden einzelne Nervenzellen, Neuronen genannt, besitzt. Von der Befruchtung der Eizelle bis zur Geburt vergrößert sich das Gehirn mit der rasanten Geschwindigkeit von durchschnittlich 250 000 neuen Nervenzellen pro Minute. Wie es heranwächst und sich zu einer Struktur von größter Komplexität entwickelt, ist bis heute das größte Geheimnis der Natur. Durch die Neurowissenschaften ist zwar bekannt, daß der allgemeine Bauplan bei allen gleich ist, in der Feinstrukturierung sich jedoch von Mensch zu Mensch große Unterschiede zeigen, die auf Vererbung, Entwicklungsfaktoren und die Erfahrungen zurückzuführen sind, die jeder im Laufe seines Lebens macht. Das Gehirn ist also an allem beteiligt, was unsere Persönlichkeit ausmacht. Größe und Gewicht des Gehirns sind übrigens für die Intelligenz nicht entscheidend. Im Gegensatz zu anderen Zellen vermehren und erneuern sich Gehirnzellen nicht. Würden sie sich erneuern, würde jeweils ein Stück der gespeicherten Inhalte – unserer »Festplatte« – gelöscht.

Gehirnarbeit ist Teamwork

WENN wir sehen, riechen, schmecken, tasten und hören, nimmt das sensorische System die Informationen auf. Diese gelangen ins limbische System, einem zentralen Teil des Gehirns, das eine Art Empfangshalle mit Verteilerfunktion darstellt. Hier arbeiten verschiedene Hirnregionen eng zusammen: beispielsweise der Thalamus, der am Bewußtsein, am Zeitgefühl und an der Muskelbewegung beteiligt ist. Der Hypothalamus, der eine Schlüsselrolle bei elementaren Bedürfnissen wie Hunger, Durst und Sexualverhalten spielt. Die Amygdala fungiert als Gefühlszentrum und verknüpft die Sinneseindrücke mit den Emotionen. Der Hippocampus ist sozusagen die Zwischenablage der Informationen im Kurzzeit-Gedächtnis und verantwortlich für die Verteilung neuer Gedächtnisinhalte auf die speziellen Regionen im Großhirn. Diese Inhalte werden – jeweils ihrer Art entsprechend – als verinnerlichte Fähigkeiten auf der Großhirnrinde gespeichert. Schließlich werden diese Gedächtnisinhalte abgerufen, miteinander verknüpft und in Handlungen umgesetzt. Obwohl das Potential des Gehirns unvorstellbar groß ist, nutzen wir nur etwa 20 Prozent davon aus.

WAS uns Menschen von den Tieren unterscheidet, ist die Einzigartigkeit des limbischen Systems, es ist das Herzstück unserer Intelligenz, Kreativität und Empfindungen. Hier wird das enge Wechselspiel zwischen Seele und Körper gesteuert. Wenn wir uns verlieben, an den verführerischen Geschmack unseres Lieblingsessens denken oder wenn uns eine Nachricht beängstigt, löst das nicht nur gedanklich Freude oder Angst aus, es verursacht auch körperliche Reaktionen. Das geschieht durch Botenstoffe (Seite 15).

Nahrung für den Geist

Medizin und Philosophie in der abendländischen Kultur betrachteten viele Jahrhunderte lang den Geist völlig unabhängig vom Körper und den leiblichen Genüssen. Eine lange Liste von Kulturgrößen ist uns bekannt, die ihre Ernährung sträflich vernachlässigten. Erst im 18. und 19. Jahrhundert dämmerte es Naturwissenschaftlern und Philosophen, wie eng die Verknüpfung ist. Beispielsweise Friedrich Nietzsche, für den klar war: »Der Geist kann nur so weit gehen, wie der Leib ihn trägt.«

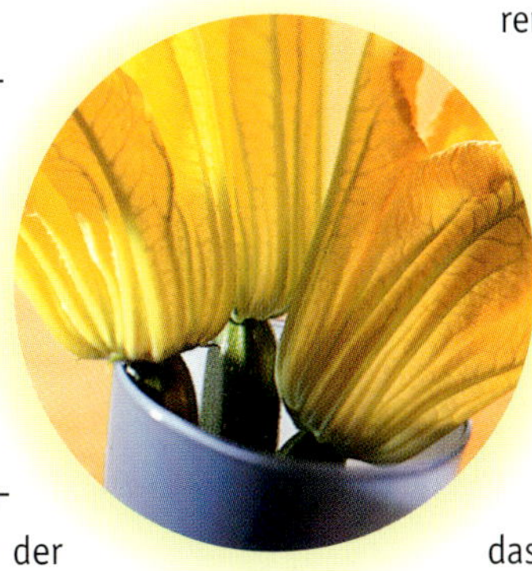

Heute wissen wir durch zahlreiche Forschungsergebnisse, daß Gehirn, Nerven, Psyche und Ernährung sehr eng miteinander verflochten sind, daß eine richtige Auswahl der Lebensmittel nicht nur die körperliche Gesundheit unterstützt, sondern auch die biochemischen Vorgänge im Gehirn direkt beeinflußt. So stellten Wissenschaftler fest, daß Kinder, die während der Schwangerschaft oder im Kleinkindalter mangelernährt wurden, weit hinter der geistigen Entwicklung ihrer normal ernährten Altersgenossen zurückbleiben. Auch bei Jugendlichen und Erwachsenen kann eine Fehlernährung die Hirnfunktionen beeinträchtigen und die geistige Leistungskraft erheblich mindern. Positiv gesehen heißt das aber auch, daß mit richtiger Nährstoffauswahl die Konzentration erhöht, das Gedächtnis vitalisiert und der Intellekt gestärkt werden kann. Inzwischen bestätigt sich mehr und mehr, daß Menschen mit einem gut »genährten« Gehirn weniger Angstgefühle haben und seltener in negative Stimmungslagen kommen.

Die Funktion der Nervenzellen

Um die komplexen Verknüpfungen von Gehirnleistung und Ernährung besser zu verstehen, ist ein kurzer Einblick in Aufbau und Funktion unseres Gehirns notwendig.

Wie alle anderen Zellen besteht auch jedes Neuron aus einem Zellkörper mit dem Zellkern, der das Erbmaterial, die DNA, in Form von Chromosomen enthält. Ein entscheidender Unterschied zwischen Neuronen und sonstigen Zellen besteht darin, daß sich Neurone ab dem Zeitpunkt unserer Geburt nicht mehr vermehren. Der zweite und grundlegendste Unterschied ist, daß Neuronen die spezielle Aufgabe haben, Informationen an andere Neuronen (oder an Muskel- und Drüsenzellen) weiterzuleiten. Zu diesem Zweck sind sie mit zahlreichen faserartigen Fortsätzen ausgestattet, die wie Antennen funktionieren. Bei der Signalvermittlung leitet aber nur ein einziger Fortsatz, das Axon, die Nachricht weiter. Alle übrigen Fortsätze, Dendriten genannt, empfangen Informationen von anderen Nervenzellen. Die Axone mancher Neuronen sind bis über einen Meter lang; andere kaum länger als Dendriten, die zwischen zehn und mehreren hundert Mikrometern lang sind.

Das Axon spaltet sich in kleinere Ästchen auf, die am Ende mit einer besonderen Verdickung, den synaptischen Endknöpfchen, ausgestattet sind. Diese bilden mit Dendriten anderer Zellen sogenannte Synapsen (nach dem griechischen Wort für »Vereinigung«). Das sind die eigentlichen Orte der Informationsübertragung. Biochemische Botenstoffe, die in den Nervenzellen hergestellt und bei Bedarf freigesetzt werden, machen dann die Übermittlung erst möglich. Sie überwinden einen winzig schmalen Raum zwischen den Zellen, den synaptischen Spalt, und docken sich an Rezeptoren der Zielzelle an. Unter einem Rezeptor versteht man ein Molekül, das einen bestimmten Neurotransmitter erkennt. Bildlich können Sie es sich so vorstellen, daß der Botenstoff in seinen Rezeptor paßt wie der Schlüssel ins Schloß.

JEDES einzelne Neuron kann über die Synapsen gleichzeitig mit bis zu mehreren Tausend anderen Neuronen Verbindung haben. An jedem Punkt also, wo ein Neuron über eine Synapse mit einer anderen in Kontakt tritt, wird Information übertragen und dabei verarbeitet. Es findet ein kontinuierlicher, vielfältiger Austausch statt. So entsteht in unserem Gehirn ein fast unbegrenztes Netzwerk zahlloser Verbindungen von Nervenleitbahnen, ein »Schaltplan« mit einer geschätzten Gesamtlänge von 100 000 Kilometern.

DIE Gehirnzellen sind von einer ölig-feuchten Schicht, dem Myelin, umgeben. In dieser Schutzschicht landen alle Nährstoffe, außerdem dient sie dazu, die Übermittlungs-Geschwindigkeit zu erhöhen. Eine ganz spezielle Substanz, das Cholin (zudem Rohstoff für den Neurotransmitter Acetylcholin, Seite 16), hält diese Schicht gesund, daß heißt dünnflüssig. Wird sie fest und verkrustet, können Nährstoffe nicht mehr wirken und Transmitter nicht mehr andocken: es findet keine Übertragung mehr statt.

UNSER Gehirn ist ein riesiges informationsverarbeitendes System, das alle unseren bewußten Handlungen wie auch die unbewußten, automatischen oder vegetativen Vorgänge steuert, also ein überaus diffiziles Körperteil, das wir entsprechend sorgfältig behandeln sollten.

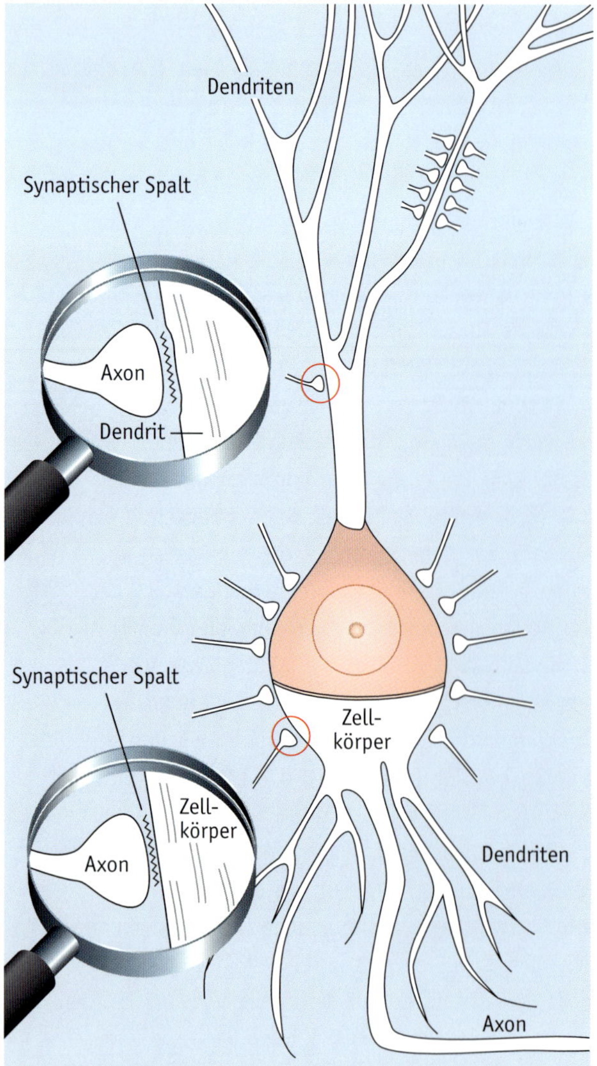

Ein Axon nimmt über den synaptischen Spalt Verbindung mit der Zelle auf.

Gesunde Ernährung für die grauen Zellen

Gehirn und Nervensystem machen beim erwachsenen Menschen nur 2–3 Prozent des Körpergewichts aus. Der tägliche Energiebedarf beansprucht allerdings rund 20 Prozent der gesamten Nährstoffzufuhr.

DIESE Zahlen machen deutlich, wie wichtig eine ausgewogene Ernährung ist. Versorgt wird das Gehirn über die Hirnflüssigkeit, die seine Gewebszwischenräume ausfüllt. Sie transportiert Sauerstoff und Nährstoffe hin und nimmt auf dem Rückweg die Abfallprodukte mit, um sie zu entsorgen.

WENN wir unser Gehirn richtig ernähren, auf Trab bringen wollen, müssen wir die Hirnphysiologie so unterstützen, daß die chemischen Abläufe optimiert werden. Dies bedeutet konkret: Erstens muß es neben Sauerstoff ausreichend mit Energie versorgt werden, zweitens müssen in der Nahrung genau jene Substanzen enthalten sein, aus denen die notwendigen Botenstoffe, die Neurotransmitter, zur Informationsübermittlung gebildet werden können.

Die wichtigsten Nährstoffe für das Gehirn sind:

- Komplexe Kohlenhydrate
- Essentielle Aminosäuren
- Fettsubstanzen und essentielle Fettsäuren
- Vitamine
- Mineralstoffe und Spurenelemente

Komplexe Kohlenhydrate

GEHIRN- und Nervenzellen brauchen wegen ihrer ununterbrochenen Aktivität viel Energie. Im Gegensatz zu anderen Körperzellen, die dafür auch Fett und Eiweiß verwerten können, akzeptiert unser Gehirn nur die kleinste Einheit aller Kohlenhydrate, die Glucose. Je mehr solcher Glucose-Moleküle miteinander verknüpft sind, desto komplexer werden die Kohlenhydrate. Der Glukose-Spiegel im Blut, auch Blutzucker-Spiegel genannt, sollte sich möglichst immer auf einem bestimmten und gleichbleibenden Niveau befinden. Das wird erreicht, wenn man überwiegend komplexe Kohlenhydrate (Vielfachzucker) zu sich nimmt, die in pflanzlichen Lebensmitteln wie Vollkornbrot, Getreide, Naturreis, Gemüse, Kartoffeln, Salat und Obst reichlich enthalten sind. Im Verdauungstrakt werden die langen Ketten der komplexen Kohlenhydrate langsam abgebaut, was den großen Vorteil hat, daß die Glucose-Moleküle nach und nach über das Blut ins Gehirn gelangen und es auf diese Weise über Stunden ideal mit Energie versorgt wird. Der Effekt: Wir können uns bestens konzentrieren und sind »gut drauf«. Und das nicht nur für den Moment, sondern für längere Zeit.

DAGEGEN erhöhen Einfachzucker aus Süßigkeiten und Kuchen, gesüßten Energie- und Colagetränken den Glucose-Spiegel zwar viel schneller, dem folgt aber meist ein ebenso rascher Abfall. Dies kann eine Unterzuckerung zur Folge haben, die sich durch Heißhunger und Konzentrationsschwäche zeigt.

DER Blutzuckerspiegel wird durch vorgegebene Mechanismen geregelt, die zum großen Teil durch die Ernährung beeinflußbar und daher steuerbar sind. Da das Gehirn keinen

Energiespeicher hat, ist eine permanente Versorgung mit Glucose notwendig, schließlich hängen davon unter anderem Denkfähigkeit, Aufmerksamkeit und Konzentration ab. Fällt der Glucose-Spiegel im Blut ab, werden wir unkonzentriert, nervös und gereizt – diese Auswirkungen konnte jeder an sich sicher schon feststellen. Wissenschaftliche Studien haben das – besonders eindrucksvoll bei Schulkindern und Studenten – vielfach belegt. Sinkt aber der Spiegel drastisch ab, kommt es zu schweren nervösen Störungen. Mediziner nennen diesen Zustand Hypoglykämie (Unterzuckerung). Er kann sich durch Schwäche, Zittern, Kopfschmerzen, Migräne oder Schlaflosigkeit äußern. Hebt man den Glucose-Pegel durch komplexe Kohlenhydrate rechtzeitig an, wird eine spürbare Verbesserung der mentalen Verfassung deutlich.

Die Notwendigkeit einer ununterbrochenen Glucosezufuhr heißt aber nicht, daß wir unentwegt essen müssen. Ganz allein über die Nahrungsaufnahme ist auch die Regulation des Blutzuckers nicht möglich. Unser Organismus hat dafür ein integriertes Regelsystem, das einen Teil unseres Tagesbedarfs an Glucose in Form von Glykogen (ein Vielfachzucker) in der Leber und in den Muskeln speichert. Die Hormone Insulin und Glucagon aus der Bauchspeicheldrüse regulieren mit Hilfe des Spurenelements Chrom den Glusosegehalt. Durch einen Hungerzustand, weil man vielleicht mal wieder aufs Frühstück verzichtet hat, oder durch geistige und körperlicher Belastung wird dieser Speicher allerdings rasch geleert. Sinnvoll ist daher eine Verteilung der täglichen Nahrungszufuhr auf mehrere kleine Mahlzeiten (Seite 18).

Komplexe Kohlenhydrate werden vom Gehirn außerdem benötigt, wenn aus der Aminosäure Tryptophan das »Glückshormon« Serotonin (Seite 17) gebildet wird.

Essentielle Aminosäuren

Aminosäuren, die kleinsten Eiweiß-Moleküle, agieren im Gehirn als Neurotransmitter – entweder direkt oder nach einer Umwandlung. Unser Organismus kann von den 20 Aminosäuren jedoch acht, die als essentiell oder lebenswichtig bezeichnet werden, nicht selbst bilden und auch nicht speichern. Folglich müssen wir sie ihm täglich in Form von Nahrungseiweiß zuführen. Die Konzentration der Aminosäuren im Blut schwankt während des Tages stark, da sie von der Anzahl, der Größe und der Zusammensetzung der Mahlzeiten abhängig ist.

Aminosäuren finden sich in tierischen wie pflanzlichen Nahrungsmitteln. Gute tierische Eiweißquellen sind Fisch und Meeresfrüchte, mageres Fleisch, Eier, Milch und Milcherzeugnisse. Pflanzliches Eiweiß ist enthalten in Hülsenfrüchten, Sojaprodukten, Vollkorngetreide, Nüssen, Kartoffeln und Gemüse. Damit sich die essentiellen Aminosäuren in idealer Form ergänzen können, ist es sinnvoll, möglichst viele unterschiedliche Eiweißquellen zu nutzen.

Fettsubstanzen und essentielle Fettsäuren

Bausteine von Fetten sind Glycerin und verschiedene Fettsäuren. Letztere gibt es in unterschiedlichen Strukturen, so als gesättigte und ungesättigte, wobei gesättigte Fettsäuren weniger gesund sind. Alle essentiellen Fettsäuren gehören zur Gruppe der ungesättigten.

Der Begriff Fett hat sich in den letzten Jahren ein negatives Image eingehandelt, was auf die vielen Übergewichtigen und auf zu hohe Cholesterinspiegel zurückzuführen ist. Durchschnittlich essen wir fast doppelt so viel Fett wie nötig.

FETT hat aber auch eine ganze Reihe positiver Wirkungen. Beispielsweise könnten fettlösliche Vitamine ohne seine Präsenz vom Körper nicht verwertet werden. Die empfindlichen Gehirn- und Nervenzellen sind zum Schutz mit Fettgewebe gepolstert. Axone (Seite 9) haben eine dünne Hülle aus fetthaltiger Substanz namens Myelin, die schützt und die die Informationen von einer Nervenzelle zur anderen besonders schnell weiterleitet. Diese Schicht besteht zum Teil aus Cholesterin, einem fettähnlichen Begleitstoff. Außerordentlich wichtig für die optimale Funktionsfähigkeit des Gehirns ist es nun, daß diese Myelinhülle auf Dauer geschmeidig bleibt. Dazu wird die Substanz Cholin benötigt, wesentlicher Bestandteil von Omega-3-Fettsäuren, die zu den essentiellen Fettsäuren gehören. Diese kann unser Stoffwechsel – ähnlich wie die essentiellen Aminosäuren – nicht selbst herstellen, wir müssen sie ihm mit der Nahrung zuführen. Omega-3-Fettsäuren sind besonders reichlich in Fischen wie Makrele, Hering, Thunfisch, Lachs, Heilbutt und Sardine enthalten.

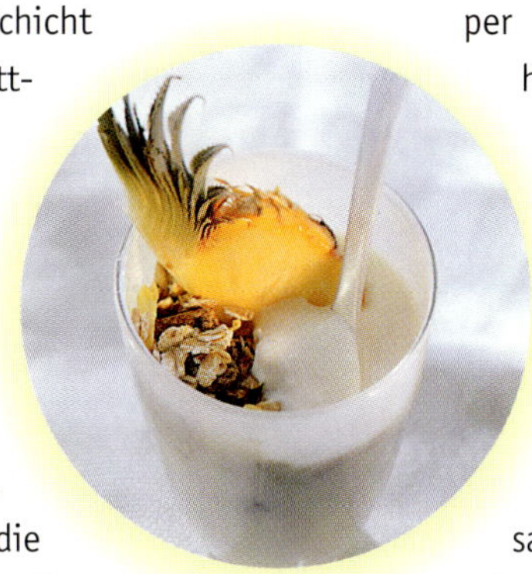

Vitamine

DIE 13 Vitamine sind ein starkes Team, ohne sie würde in unserem Körper nichts funktionieren. Weder als Baustoff noch als Energielieferant sind Vitamine tauglich, ihre Aufgabe besteht darin, biochemische Vorgänge im Stoffwechsel in Gang zu setzen, die uns fit machen und die uns schützen.

NACH neuesten Erkenntnissen spielen die Vitamine für unsere körperliche Gesundheit und geistige Vitalität eine viel entscheidendere Rolle als bisher angenommen. Defizite, selbst bei nur einem Vitamin, können sich ungemein auf persönliches Wohlbefinden, Intelligenz und emotionale Motivation auswirken. Besondere Lebenssituationen wie starkes Engagement im Beruf, streßhafte Beziehungen oder große sportliche Leistungen verlangen eine höhere Vitaminzufuhr. Im Grund genommen entzieht jede Form von Streß dem Körper direkt oder indirekt Nähr- und Biostoffe, hauptsächlich aber Vitamin C. Der Organismus kann allerdings kein einziges Vitamin in ausreichender Menge selbst herstellen; Vitamine zählen daher zu den essentiellen Bestandteilen unserer täglichen Nahrung.

WÄHREND die fettlöslichen Vitamine direkt in den Stoffwechsel eingreifen, fungieren die wasserlöslichen als eine Art Katalysator. Sie werden bei den Reaktionen also nicht verbraucht, sondern greifen beschleunigend ein.

UNSER Gehirn benötigt Vitamine für alle sensorischen Prozesse und motorischen Kontrollsysteme. Besondere Bedeutung hat hier das Vitamin A beziehungsweise seine Vorstufe Beta-Carotin für den Sehprozeß – enthalten in allen grünen und gelb-roten Gemüsen und Früchten. Vitamin E schützt unter anderem Fettsäuren oder Nervenzellen vor freien Radikalen, den aggressiven Sauerstoffverbindungen. Das fettlösliche Vitamin ist in Getreide, besonders in Weizenkeimen, Samen, kaltgepreßten Pflanzenölen, Eiern und Blattgemüse enthalten. Für den Neurotransmitter-Stoffwechsel sind alle Vitamine der B-Gruppe unerläßlich. Sie stecken reichlich in Vollkornprodukten, Geflügel, magerem Fleisch, Fisch, Meeresfrüchten, Milch, Käse, Hülsenfrüchten, Walnüssen, Avocados und Bananen. Ebenso wichtig für den Aufbau einiger Botenstoffe ist Vitamin C, am besten aus reichlich frischem Gemüse und Obst, roh oder schonend zubereitet.

Mineralstoffe und Spurenelemente

Die rund zwei Dutzend natürliche Substanzen sind für lebensnotwendige Stoffwechselvorgänge genau so wichtig und unentbehrlich wie die Vitamine. Bei den Gehirnfunktionen spielen sie eine beträchtliche Rolle.

Calcium beispielsweise ist im Gehirn in großem Maße an der Informationsübertragung in den Synapsen beteiligt. Ein Calciummangel verschlechtert die Leitfähigkeit der Neuronen ungemein, führt auch oft zu Unruhe und Nervosität. Calcium gilt daher als bestes natürliches Beruhigungsmittel. Milch, Quark, Joghurt, fettarmer Käse, Sesamsamen und Nüsse sind gute Lieferanten.

Magnesium ist eine ebenso nervenberuhigende Substanz, es dämpft Gereiztheit, Streß und Aggressionen, die bekanntlich zu den größten Konzentrationshindernissen gehören. Gute Magnesiumlieferanten sind Vollkorn- und Milchprodukte, Gemüse, Hülsenfrüchte, Nüsse und Samen.

Eisen wird für die Blutbildung und für den Sauerstofftransport zum Gehirn benötigt. Für Ungeborene ist es für die Gehirnentwicklung wichtig. Gute Eisenquellen sind Fleisch, Leber und Fisch, bei den pflanzlichen Lebensmitteln Gemüse, Hülsenfrüchte und Vollkornprodukte, deren Eisengehalt am besten zusammen mit Vitamin C verwertet werden kann.

Die Blut-Hirn-Schranke

Damit die wertvollen Substanzen aus der Nahrung im und auf das Gehirn wirken können, müssen sie zunächst den Übergang vom Blut zum Gehirn passieren. Das Hirngewebe wird von zehnmal soviel Blut durchflossen wie das Muskelgewebe. Trotz dieser großen Blutversorgung hindert diese im Aufbau unvergleichliche Barriere etliche Substanzen, die sich im Blut befinden, daran, in das Gehirn einzudringen. Die Blut-Hirn-Schranke gewährleistet, daß viele natürlich vorkommende Stoffe, die aber für die Nervenzellen giftig sind, weil sie ihre Tätigkeit beeinträchtigen können, draußen bleiben. Das Gehirn schirmt sich damit gegen den übrigen Organismus ab wie gegenüber einer anderen Welt. Schließlich grenzt hier der somatische, der körperliche Teil des Menschen an den mentalen, den geistig-gedanklichen Bereich.

Nährstoffmoleküle und Biostoffe, die über den Verdauungstrakt ins Blut gelangen, wie Glykose, Aminosäuren, Fettsäuren, Vitamine und Mineralstoffe, werden, kaum daß sie vom Blut ins Gehirn gelangt sind, zu Trägern mentaler Vorgänge und Veränderungen. Weil das Gehirn für seine Funktionen zahlreiche Fettsubstanzen braucht, läßt die Schranke fettlösliche Stoffe leichter passieren. Aber auch Substanzen aus Genußmitteln wie Koffein, Thein, Alkohol und Nikotin können leichter eindringen. Daraus erklärt sich die schnelle Wirkung von Genußgiften auf unser Gehirn. Das gilt auch für Drogen.

Aus allen diesen Gründen ist es besonders wichtig, auch im Hinblick auf unser Denkvermögen, unsere Empfindungen und Stimmungslagen, ausgewogen und gezielt zu essen – und zwar möglichst jeden Tag.

Neurotransmitter – die Botenstoffe

Die Neurowissenschaften konnten in den letzten Jahrzehnten viele grundlegende Vorgänge im Gehirn entschlüsseln. So stellten sie unter anderem fest, welche Substanzen maßgeblich beteiligt sind, wenn Informationen innerhalb des Gehirns fließen: die Neurotransmitter.

UNSER Gehirn arbeitet ähnlich wie ein Computer: es funktioniert nur, wenn es mit Signalen gespeist wird. Jedes elektrische Signal von einer Nervenzelle zur anderen landet an den Schaltstellen, den Synapsen. Die Signale, die alle Gedanken und Empfindungen transportieren, brauchen zur Übermittlung etwas Stoffliches, die Neurotransmitter. Eine Vielzahl dieser Botenstoffe sind schon bekannt und immer wieder werden neue entdeckt und erforscht. Neurotransmitter sind entweder Substanzen, die aus dem Stoffwechsel zur Verfügung stehen oder mit der Nahrung aufgenommen werden, wie zum Beispiel die Aminosäuren. Manchmal müssen die Botenstoffe auch aus sogenannten Vorläufersubstanzen, das heißt, chemisch verwandten Stoffen, hergestellt werden.

IM Gehirn ist von jedem beliebigen Transmitter immer nur eine begrenzte Menge verfügbar. Nachdem er für den Einsatz aktiviert wurde und seine Arbeit getan hat, wird er durch einen gehirneigenen Mechanismus inaktiviert, da sonst das Gehirn außer Kontrolle geraten würde. Demnach müssen dem Gehirn die Substanzen zum Transmitterbau ständig zugeführt werden; fehlen diese Substanzen, entstehen Probleme. Hieraus ergibt sich logischerweise, daß bestimmte Nähr- und Biostoffe unmittelbar in das Signalübertragungssystem unseres Gehirns und damit auch in unsere Seele eingreifen können und daß eine ausreichende Versorgung, sprich, Ernährung, die Voraussetzung ist, um eine optimale Funktion des Gehirns und gleichzeitig eine positive Basis für die Psyche sicherzustellen.

DIE Wirkungsweise dieser Botenstoffe ist ungeheuer vielseitig und hängt mit zahlreichen anderen Faktoren im Gehirn zusammen. Mal können Transmitter Abläufe maßgeblich bestimmen, mal nur beeinflussen. Die hervorgerufenen Ergebnisse sind nicht nur von der Zusammensetzung der Neurotransmitter, sondern auch von den Rezeptoren, den Empfängern der Zielzelle, abhängig. Der gleiche Neurotransmitter kann also mal anregend oder hemmend, mal schnell oder langsam wirken.

WAS HEISST SCHNELL ODER LANGSAM?

DIE Informationsübertragung kann von 1 Millisekunde (= 1/1000 Sekunde) bis zu ein paar Millisekunden, Sekunden oder bis hin zu Minuten dauern. Meist werden erst mal in 30/1000 Sekunden die elementaren Informationen erfaßt, bei der eine Nervenzelle, ein Neuron, an rund 10 000 andere die Signale weiterleitet, sie damit aktiviert. Etwa 3 Sekunden braucht das Gehirn, um empfangene Information zu Bewußtsein und Erkenntnis zu bringen. In diesem 3-Sekunden-Takt nehmen wir Dinge bewußt wahr.

Als kurzer Einblick in die vielfältigen und faszinierenden Wirkungen von Neurotransmittern hier ein paar Beispiele:

Acetylcholin

Der wohl bekannteste Neurotransmitter hat großen Einfluß auf unsere Lern- und Gedächtnisleistungen, schärft Konzentrationsvermögen und Wahrnehmung. Ob wir mit Leichtigkeit lernen und Erlerntes auch behalten, hängt zum großen Teil von Acetylcholin ab. Zum Aufbau wird Cholin benötigt, ein Bestandteil von Lecithin, das vielen als »Nervennahrung« bekannt ist . Cholin finden wir unter anderem in Leber, Eigelb wie auch in Käse, Nüssen, Haferflocken und Sojabohnen. Medikamente und Drogen können den Aufbau und die Wirkung von Acetylcholin erheblich stören. Es wird vermutet, daß die Alzheimersche Krankheit, die von schweren Hirnfunktionsstörungen gekennzeichnet ist, mit einem Mangel an Acetylcholin zusammenhängt.

Dopamin

Dieser Neurotransmitter gehört zur Gruppe der Hormone und ist im Gehirn wie im übrigen Nervensystem weit verbreitet. Die Ausgangssubstanz für diesen Botenstoff ist die nicht essentielle Aminosäure Tyrosin, die der Organismus selbst aufbauen kann. Tyrosin ist enthalten in Tofu, Fisch, Hähnchen und fettarmem Käse. Dopamin hat eine anregende Wirkung auf Herz, Kreislauf und Stoffwechsel und ist in der Lage, die Energiespeicher des Körpers zu mobilisieren.

Dopamin beflügelt auch unsere Gedanken und somit die Phantasie. Außerdem spielt es eine wichtige Rolle bei der gesamten Bewegungskoordination bis hin zur Feinmotorik. Eine massive Störung der Dopaminfunktion im Gehirn kann dazu führen, daß man nicht mehr in der Lage ist, auf übliche Weise emotional zu reagieren, seine Gefühle auszudrücken.

Noradrenalin

Dieses Hormon entsteht aus Dopamin, mit Hilfe der Aminosäuren Phenylalanin, Lysin und Methionin – die vorwiegend in magerem Fleisch, Fisch, Geflügel und Käse enthalten sind. Beteiligt sind auch die Vitamine C und B_6 sowie Magnesium und Mangan. Noradrenalin hat wie Dopamin eine anregende Wirkung, macht wach und spielt eine große regulatorische Rolle bei Lernprozessen und Gedächtnisleistungen. Außerdem schützt es die Endorphine (Seite 17) vor vorzeitigem Abbau. Bei Menschen, die sich besonders gut an Ereignisse erinnern konnten, die mit starken Emotionen verbunden waren, hat man eine hohe Noradrenalinkonzentration festgestellt. Dieser Transmitter kann bei einigen Menschen in Streßsituationen sogar euphorisch wirken, so daß ihnen der Streß sichtlich Spaß macht und sie beflügelt. Neben Serotonin (Seite 17) ist Noradrenalin eines der wichtigsten »Glückshormone«.

Adrenalin

Es entsteht aus Noradrenalin und wird nur zu einem geringen Teil im Gehirn aufgebaut, der größte Teil dieses Hormons wird jedoch im Nebennierenmark gebildet. Dem Adrenalin fehlt im Gegensatz zum Noradrenalin die euphorische Wirkung. Das bedeutet: in Streßsituationen läßt es uns auch wach und konzentriert werden, bei längerer Belastung kann man aber in eine pessimistische Stimmungslage kommen.

Serotonin

Es wird unmittelbar aus der essentiellen Aminosäure Tryptophan unter Mithilfe von Vitamin B_6 und Kohlenhydraten gebildet. Serotonin wirkt auf die verschiedensten Weisen und ist an rund einem Viertel aller Lebensvorgänge beteiligt. Je nachdem, mit welchem Rezeptor (Empfänger) das Serotonin reagiert, werden ganz unterschiedliche Funktionen aktiviert: Hunger und Schmerz gedämpft, Aggressionen gebremst oder die Muskelaktivität angekurbelt. Serotonin spielt eine Schlüsselrolle in unseren Bio-Grundrhythmen, kontrolliert den Wach-Schlaf-Rhythmus und das Sättigungsgefühl. Der Botenstoff, der auch als »Glückshormon« bezeichnet wird, bringt uns in eine entspannte, ausgeglichene und wohlige Stimmung. Ein Serotoninmangel dagegen kann eine gesteigerte Schmerzempfindlichkeit oder Aggressivität zur Folge haben, ein ausgeprägter Mangel sogar Depressionen. Das Tryptophan für die Synthese muß über die Nahrung aufgenommen werden, es ist in vielen Fischen, etwa Hering, Makrele und Sardelle sowie in Hülsenfrüchten, roten Beten, Fenchel, Rettich, Tomaten und Spinat, vor allem aber in Bananen, enthalten.

Damit das Tryptophan als Baustein für Serotonin verwendet werden kann, muß es die Blut-Hirn-Schranke (Seite 14) überwinden. Dabei ist es von Vorteil, wenn gleichzeitig Glucose vorhanden ist, die die Insulinproduktion ankurbelt. Insulin nämlich verdrängt viele andere Aminosäuren aus dem Blut in die Fett- oder Muskelzellen und macht so den Weg für Tryptophan ins Gehirn frei.

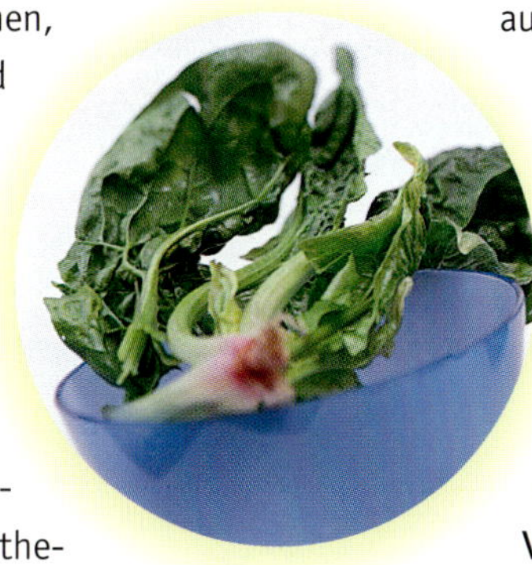

Endorphine

Unter dem Begriff Endorphine wird eine Gruppe von gehirneigenen Substanzen zusammengefaßt, die eine Vielzahl von Funktionen steuern und die wie natürliche Drogen wirken. Sie können mit verhältnismäßig lang andauernder Wirkung einerseits starke Schmerzen unter Schockzuständen lindern, andererseits Wohlbefinden und freudige oder geradezu euphorische Gefühle auslösen. Das bekannteste unter ihnen ist wohl Beta-Endorphin. Es wird zu 100 Prozent aus den Aminosäuren Lysin, Methionin, Phenylalanin und Tyrosin aufgebaut, die vorwiegend in Fisch, magerem Fleisch, Geflügel und Käse enthalten sind. Übrigens: Auch regelmäßiges Joggen, Schwimmen, Radfahren oder Wandern kurbelt die Produktion von Beta-Endorphin an. Ebenso kreative Beschäftigung über ein bis zwei Stunden wie Malen, Töpfern oder genußvolles Kochen.

Vor allem bei psychischem Streß wie etwa Konflikten, Wut, Leistungsdruck, Sorgen, depressiven Verstimmungen oder Schlafstörungen werden die Endorphine bevorzugt vom Stoffwechsel in Anspruch genommen und verbraucht. Deshalb ist es gerade in Streßsituationen wichtig, solche Lebensmittel zu bevorzugen, die reichlich von den genannten Aminosäuren enthalten, um die Reserven schnell wieder aufzufüllen. Wenn der Beta-Endorphin-Spiegel im Blut steigt, sorgt er für psychische Stabilität.

Serotonin aktiviert den blitzschnellen Aufbau der Endorphine, Noradrenalin verhindert den vorzeitigen Zerfall dieser hochempfindlichen Substanzen.

Was Sie sonst noch wissen sollten

Eine bewußte und damit nährstoffreiche Ernährung fördert in großem Maße die Leistung unseres Gehirns. Eine Reihe von Faktoren kann diese Wirkung zusätzlich beeinflussen.

Fünfmal ist besser als dreimal

Wenn inzwischen bekannt ist, womit das Gehirn gefüttert werden muß, um optimal zu funktionieren, geht es jetzt um das Wie. Es liegt an unserem Biorhythmus, daß unsere Leistung tagsüber schwankt. Niemand ist ständig in Topform. Durch die Ernährung haben wir es aber in der Hand, Leistungskurve und Stimmung zu stabilisieren. Fünf kleinere Mahlzeiten über den Tag verteilt sind die optimale Voraussetzung für mehr Leistungskraft und Vitalität. Drei große Mahlzeiten pro Tag belasten die Verdauungsorgane und den Kreislauf – nach dem Essen schlafft man ab. In den stundenlangen Pausen dazwischen kommt es unweigerlich zu Leistungstiefs, Konzentrationsschwäche und Heißhunger.

Also: Am besten die drei Hauptmahlzeiten von der Menge her reduzieren, damit die Gesamtkalorien nicht zuviel werden. Vormittags und nachmittags einen Imbiß einlegen. Diese Verteilung ist ernährungsphysiologisch optimal, weil damit zum einen eine konstante Blutzuckerkonzentration erreicht wird, außerdem bestimmte Nährstoffe bedarfsgerecht zugeführt werden können. Mit dieser simplen und praktikablen Aufteilung haben mentale Erschöpfungszustände und Konzentrationsmangel keine Chance mehr.

Getränke – die flüssige Nahrung

Ohne Wasser kein Leben, das gilt auch für den Menschen – unser Körper enthält bis zu 65 Prozent davon. Wasser ist das Transportmittel jeder Stoffwechselreaktion und auch am Informationsfluß im Gehirn beteiligt. Täglich braucht unser Organismus rund 2,5 Liter Flüssigkeit, um seinen Wasserhaushalt in der Balance zu halten. Etwa 1 Liter wird über die Nahrung aufgenommen, den Rest müssen wir trinken. Allerdings: Nicht alles, was flüssig ist, ist gleich gut geeignet!

Ideal und ein wahres Lebenselexier ist Wasser – egal ob Leitungs-, Tafel- oder Mineralwasser. Günstig sind auch Kräuter- oder Früchtetees sowie grüner Tee. Letzterer galt im alten Asien als Getränk der Denker und Weisen. Bei uns wird er in den letzten Jahren wegen seiner bewiesenen gesundheitsfördernden Eigenschaften immer beliebter. Selbstgepreßte Obst- und Gemüsesäfte, auch gekaufte Säfte ohne Zucker sind ebenso empfehlenswert. Milch oder Milchdrinks optimieren ein Frühstück und eignen sich auch hervorragend als Zwischenmahlzeit.

Fruchtnektare, Fruchtsaftgetränke, Limonaden, Energie- und Colagetränke sind nicht zu empfehlen, denn sie enthalten oft einen sehr hohen Zuckeranteil. Für die gesunde Ernährung sind Kaffee und schwarzer Tee entbehrlich, wer sie für seinen Genuß braucht, sollte die Menge auf drei Tassen täglich reduzieren.

Nicht bei maßvollen, jedoch bei regelmäßigen größeren Mengen Alkohol wird es problematisch. Neben anderen Negativ-Wirkungen wie Beeinträchtigungen der Denkfähigkeit, Aufmerksamkeit und Konzentration kann Alkohol zu schweren Stoffwechselstörungen führen.

Mit allen Sinnen genießen

Eine Mahlzeit, selbst ein Imbiß, ist weitaus mehr als Nährstoffaufnahme. Die anregende Wirkung belebt nicht nur die Sinne und hebt die Stimmung, sondern aktiviert auch die geistigen Fähigkeiten. Voraussetzung dafür ist: Das Essen sollte leicht verdaulich sein, außerdem von Formen, Farben und Duft her den Appetit anregen, und selbstverständlich soll es köstlich schmecken. Denn die gesündeste Nahrung wird nicht viel nutzen, wenn sie lustlos verspeist wird.

Das Essen und seine Zubereitung ist ein uraltes Ritual der Menschheit, das wesentlich unser Wohlbefinden, sogar unser Glück beeinflussen kann. Sie haben es also selbst in der Hand, Genuß, Gesundheit und Geisteskräfte zu bündeln und zu optimieren.

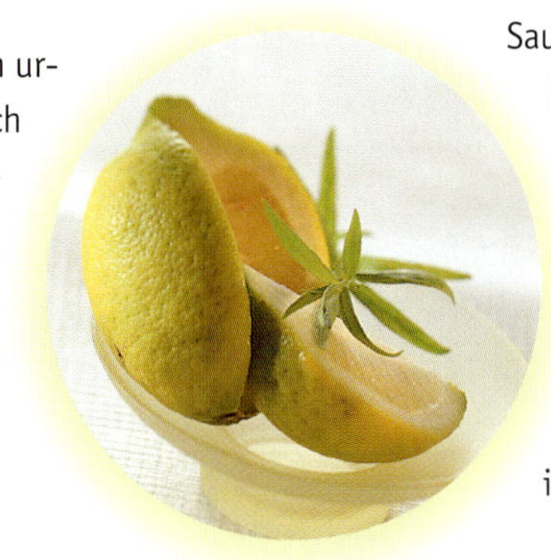

Schonend vor- und zubereiten

Die richtige Auswahl der Lebensmittel ist ein Knackpunkt in der gesunden Ernährung. Die Vor- und Zubereitung des Essens ist aber mindestens so wichtig. Luft, Licht, Wasser und Hitze sind die Feinde der lebenswichtigen Nährstoffe. Besonders sensibel reagieren die Vitamine und Mineralstoffe darauf. Bei sanfter Behandlung bleiben sie weitmöglichst erhalten. Darum: grundsätzlich topfrische Lebensmittel einkaufen. Frische Produkte möglichst schnell verbrauchen, und wenn überhaupt lagern, dann abgedeckt und kühl. Gemüse, Blattsalate und Obst kurz waschen, dann erst zerkleinern. Zerkleinerte Lebensmittel immer sofort weiterverarbeiten, nie längere Zeit stehen lassen. Am besten schonende Methoden wie Dämpfen, Dünsten, Pochieren oder Garen in der Folie wählen. Möglichst wenig Fett und Wasser zum Garen verwenden und die Garzeiten so kurz wie möglich halten.

Bewegung tut gut

Unterstützen können Sie Ihr Gehirn-Ernährungsprogramm mit regelmäßiger körperlicher Aktivität, am besten an frischer Luft. Denn die Zufuhr von reichlich Sauerstoff ist für das Gehirn enorm wichtig. Seine Leistungsfähigkeit hängt ja in großem Maße davon ab, daß genügend davon im Blut transportiert wird – dazu muß aber auch die Durchblutung stimmen. Sporteln, egal ob Gymnastik, Schwimmen, Radfahren, Wandern und Bergwandern, Joggen, Skaten oder Tanzen fördert die Durchblutung, indem es das Herz-Kreislauf-System trainiert.

Was dem Gehirn schadet

Neben einem Zuviel an Schadstoffen aus der Luft, Nikotin, Koffein und Alkohol sind es vor allem die sogenannten »freien Radikale«. Sie entstehen bei ganz normalen Stoffwechselreaktionen, aber auch durch erhöhten Alkoholkonsum, Umweltgifte, Streß und vieles mehr. Ein Überschuß dieser aggressiven Verbindungen kann Zellen schädigen oder zerstören. »Antioxidantien« wie die Vitamine C, A, E und Beta-Carotin, die Spurenelemente Selen und Zink sowie bestimmte Schutzstoffe in Obst und Gemüse sind in der Lage, freie Radikale an sich zu binden und so unschädlich zu machen.

So helfen Nährstoffe gezielt

Es gibt viele Möglichkeiten, Konzentration, Stimmung oder Schlaf mit ganz natürlicher Ernährung zu fördern. Sie können sich mit dem gezielten Einsatz bestimmter Nährstoffe sogar auf Ihre ganz persönlichen, speziellen Bedürfnisse einstellen.

Die Konzentration optimieren

Konzentration gehört neben Intelligenz und Kreativität zu den Voraussetzungen geistiger Arbeit. Sich konzentrieren heißt, seine geistigen Kräfte bündeln und ihre ganze Energie auf die Lösung einer bestimmten Aufgabe richten. Das macht unsere grauen Zellen hungrig. Für konzentrierte Arbeit in der Schule, an der Uni, am Arbeitsplatz, aber auch im Haushalt oder bei künstlerischer Tätigkeit sind vor allem die Neurotransmitter Acetylcholin und Serotonin wichtig. Cholin, der Baustoff von Acetylcholin, kann Gehirn und Gedächtnis innerhalb von 90 Minuten auffrischen. Das haben wissenschaftliche Tests bewiesen. Gleichzeitig muß Ihr Gehirn aber auch entspannt arbeiten können, dafür sorgt Serotonin. Wer lange konzentriert arbeiten will oder muß, sollte möglichst fünfmal am Tag eine kleine Mahlzeit zu sich nehmen, damit der Energiefluß gesichert ist und gleichmäßig beim Gehirn ankommt. Ebenso wichtig ist es, auf Signale des Körpers zu achten. Arbeiten Sie nicht einfach über die Müdigkeit hinweg. Regenerieren Sie sich durch ein Nickerchen, einen kurzen Spaziergang oder einen Plausch mit Kollegen.

Bausteine für Acetylcholin enthalten:

- Leber • Eigelb • Käse
- Vollkorn • Weizenkeimen • Haferflocken
- Nüsse • Sojaprodukte

Bausteine für Serotonin finden Sie in:

- Bananen • Feigen • Ananas
- Vollkorngetreide • Vollkornbrot • Nüssen
- Nudeln • Naturreis • Kartoffeln
- Gemüse • Hülsenfrüchten

Den Streß abbauen

Wir Menschen benötigen ein bestimmtes Maß an Streß, denn die Herausforderungen des Lebens sind auch ein Zeichen von Lebendigkeit und Vitalität. In der heutigen schnelllebigen Zeit sind wir allerdings überwiegend von zu viel Streß geplagt. Meist sind es persönliche Sorgen sowie Ärgernisse und Ängste des Alltags, die uns belasten und unter permanenten Daueralarm setzen. Unser Gehirn verarbeitet Streß auf unterschiedliche Weise; von Mensch zu Mensch kann er somit andere Auswirkungen haben. Zum Abbau von Streß durch Neurotransmitter benötigt Ihr Gehirn Aminosäuren, komplexe Kohlenhydrate, B-Vitamine, Vitamin C sowie die Anti-Streß-Mineralstoffe Calcium und Magnesium.

Gute Quellen für Aminosäuren sind:

- Milch und Milchprodukte • Eier
- Fisch • Meeresfrüchte • mageres Fleisch • Geflügel
- Sojaprodukte • Hülsenfrüchte • Vollkorngetreide
- Gemüse • Kartoffeln • Nüsse

Komplexe Kohlenhydrate stecken in:

- Getreide • Vollkornprodukten
- Gemüse • Kartoffeln • Obst

Wichtige B-Vitamine liefern:

- Innereien • mageres Fleisch • Geflügel • Fisch
- Milch • Käse • Eier
- Vollkornprodukte • Sojaprodukte
- Kartoffeln • grünes Gemüse • Pilze • Hülsenfrüchte
- Bananen • Avocados • Nüsse • Hefe

Vitamin C bringen:

- Paprika • Broccoli • Kohl • Fenchel • Kartoffeln
- Beeren • Papaya • Kiwi • Zitrusfrüchte
- Sanddorn • Hagebutten

Reich an Calcium und Magnesium sind:

- Milch und Milchprodukte • Mineralwasser
- grüne Gemüse • Seefische
- Vollkornprodukte • Sojaprodukte
- Sesamsamen • Nüsse

Die gute Laune fördern

Naht ein Stimmungstief? Sind Sie unkonzentriert? Haben Sie gleichzeitig Lust auf Süßes? Damit meldet Ihnen Ihr Gehirn einen akuten Energieabfall und einen Mangel an den Neurotransmittern Noradrenalin und Serotonin. Beide vermitteln Ihnen das Gefühl von Wohlbefinden. Noradrenalin begünstigt zusätzlich die Wirkung der Endorphine, die ebenfalls für gute Laune sorgen.

Nährstoffe, die zum Bau von Noradrenalin und Serotonin nötig sind, finden Sie vor allem in:

- Seefischen • Meeresfrüchten
- Geflügel • magerem Fleisch • Käse
- Bananen • rotem Gemüse • Fenchel
- Vollkornbrot • Studentenfutter

Besser einschlafen können

Kennen Sie das auch? Abends sind Sie müde und ausgelaugt. Sie möchten eigentlich nur noch schlafen, können aber nicht, weil Gedanken und Gefühle immer noch auf Hochtouren laufen. Dann braucht Ihr Gehirn verstärkt Serotonin, was auf wundersame Weise beruhigt und besänftigt. In der Zirbeldrüse des Gehirns entsteht aus Serotonin das Hormon Melatonin. Serotonin wie auch Melatonin wirken auf den Hell-Dunkel-Zyklus und fördern daher am Abend den Schlaf. Besser einschlafen und morgens ausgeruhter aufwachen können Sie nach einer leichten kohlenhydratreichen und eiweißarmen Abendmahlzeit. Auf Fisch, Geflügel oder Fleisch sollten Sie besser verzichten, denn eiweißreiche Lebensmittel halten wach. Übrigens: Großmutters Schlaftrunk aus warmer Milch mit Honig oder aufgelösten Haferflocken bietet all das, was moderne Schlafforscher empfehlen.

Bausteine für Serotonin enthalten:

- Bananen • Feigen • Ananas
- Getreide • Vollkornbrot • Nüsse
- Nudeln • Naturreis • Kartoffeln
- Gemüse • Hülsenfrüchte

FRÜHSTÜCK*

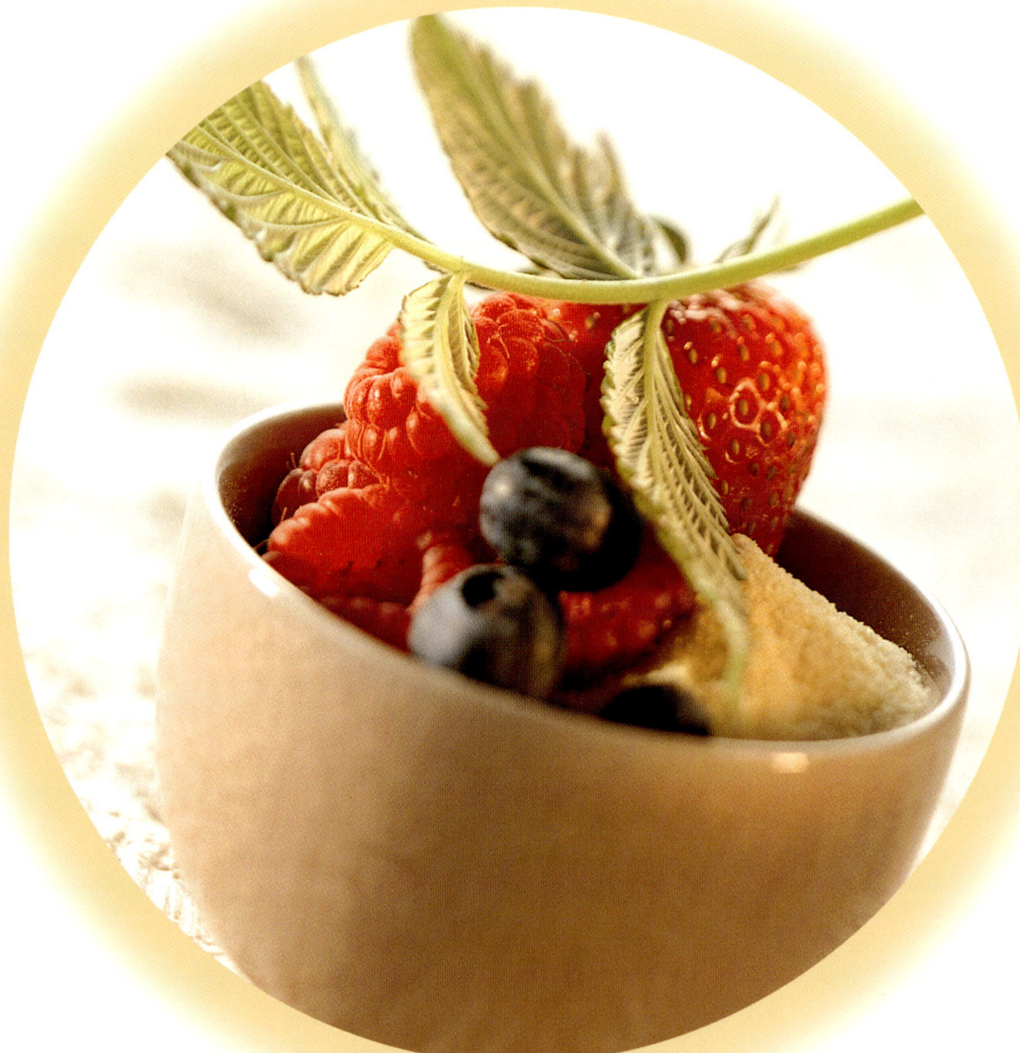

*

365 MAL im Jahr treffen Sie frühmorgens eine wichtige Entscheidung: Was frühstücken? Von der ersten Mahlzeit des Tages hängt es ab, ob Sie bis mittags vor guten Ideen nur so sprühen, geistig fit sind und mit Streß souverän umgehen können.

VOR allem eiweiß- und kohlenhydratreiche Lebensmittel bringen Ihr Gehirn jetzt auf Trab. Müsli und Vollkornbrot liefern neben Energie gleichzeitg wichtige Mineralstoffe und Vitamine. Hochwertige Aminosäuren in magerem Aufschnitt, Käse Eiern, Milch und Milchprodukten sind für den Bau der aktivierenden Botenstoffe ebenso wichtig wie das Vitamin C aus frischen Früchten.

SICHER ist, daß Sie durch ein vitalstoffreiches Frühstück wesentlich konzentrierter arbeiten können als nach einem Marmeladenbrötchen. In diesem Sinne: Werden Sie zum echten Frühstücksfan!

Frischkorn-Müsli

gut für die Konzentration

Für 4 Personen

150 g gemischtes, frisch geschrotetes Getreide
500 g frische Beeren (z. B. Erdbeeren, Himbeeren, Johannisbeeren, Brombeeren)
2 EL Rosinen · 2 EL Weizenkeimöl
300 g Joghurt · 1 EL Ahornsirup

Einweichzeit: über Nacht
Zubereitungszeit: 15 Min.

Pro Person etwa:
10 g E/ 9 g F/ 76 g KH
405 kcal

Am Vorabend das geschrotete Getreide mit 200 ml Wasser verrühren und zugedeckt über Nacht im Kühlschrank quellen lassen.

Morgens die Beeren behutsam waschen und je nach Größe halbieren. Die Beeren (bis auf ein paar zum Verzieren) mit dem Getreide, den Rosinen, dem Weizenkeimöl, dem Joghurt und dem Ahornsirup vermengen.

Frischkorn-Müsli in vier tiefe Teller verteilen und mit den restlichen Beeren verzieren.

Kerniges Traubenmüsli

schmeckt Kindern • vitaminreich

Für 4 Personen

120 g Vollkorn-Haferflocken
400 ml Milch
je 200 g grüne und blaue Weintrauben
4 EL Weizenkeime · 2 kleine Orangen
4 EL Sonnenblumenkerne

Zubereitungszeit: 20 Min.

Pro Person etwa:
10 g E/ 10 g F/ 44 g KH
375 kcal

Haferflocken in einer Pfanne ohne Fett bei mittlerer Hitze unter Rühren goldgelb anrösten. In einer Schüssel mit der Milch übergießen und kurz quellen lassen.

Inzwischen die Weintrauben waschen, halbieren und nach Belieben entkernen. Mit den Weizenkeimen unter die Haferflocken mischen. Müsli auf vier Teller verteilen.

Orangen auspressen, den Saft darüber gießen. Das Traubenmüsli mit Sonnenblumenkernen bestreuen.

Bananenschaum-Müsli

schnell • gut für die Konzentration

Für 4 Personen

100 g Sechskorn-Getreideflocken
2 EL gehackte Haselnüsse
1 haselnußgroßes Stück frischer Ingwer
2 Orangen · 2 Bananen
400 g Dickmilch · 2 TL Ahornsirup
2 TL abgeriebene unbehandelte Zitronenschale
etwas Zitronenmelisse zum Garnieren

Zubereitungszeit: 15 Min.

Pro Person etwa:
8 g E/ 10 g F/ 37 g KH
260 kcal

Getreideflocken und Haselnüsse in einer Pfanne bei mittlerer Hitze ohne Fett unter Rühren kurz anrösten.

Ingwer schälen und fein reiben. Die Orangen schälen und in Stücke schneiden. Getreide-Nuß-Mischung mit Ingwer und Orangen vermengen und in vier tiefe Teller verteilen.

Bananen schälen und in Stücke schneiden. Mit der Dickmilch, dem Ahornsirup und der Zitronenschale pürieren. Den Bananenschaum über die Müslimischung verteilen und mit Zitronenmelisse garnieren.

Brot mit Apfel-Honig-Quark

preiswert • vitaminreich

Für 4 Personen

2 kleine säuerliche Äpfel · 2 EL Zitronensaft
175 g Speisequark · 8 EL Milch
2 EL Haselnußblättchen
2 EL Weizenkeime
4 Scheiben Vollkornbrot
4 TL flüssiger Honig

Zubereitungszeit: 10 Min.

Pro Person etwa:
10 g E/ 8 g F/ 29 g KH
250 kcal

Äpfel waschen, abtrocknen und samt Schale um das Kerngehäuse herum grob raspeln. Sofort mit Zitronensaft beträufeln.

Quark mit Milch glattrühren, Äpfel, Haselnußblättchen und Weizenkeime untermischen. Den Apfelquark locker auf die Vollkornbrote verteilen und gleichmäßig mit Honig beträufeln.

Birnenpancakes mit Ahornsirup

schmeckt nur ganz frisch • vitaminreich

Für 4 Personen

100 g Weizenmehl Type 1050
2 EL gemahlene Haselnüsse
3 Eier · 200 ml Milch
2 EL Zucker · 1 Päckchen Vanillezucker
4 Birnen · Saft von 1 Zitrone
Pflanzenöl zum Braten
2 EL ungeschälte Sesamsamen
4 EL Ahornsirup

Zubereitungszeit: 30 Min.

Pro Person etwa:
16 g E/ 24 g F/ 65 g KH
535 kcal

Mehl, Nüsse, Eier, Milch, Zucker und Vanillezucker gut verrühren.

Birnen schälen, vierteln, vom Kerngehäuse befreien und in dünne Scheiben schneiden. Sofort mit Zitronensaft beträufeln und unter den Teig mischen.

Etwas Öl in einer beschichteten Pfanne erhitzen. Pro Pancake jeweils 1 EL Teig in die Pfanne geben, mit Sesam bestreuen und bei mittlerer Hitze auf beiden Seiten in 3–4 Min. goldbraun backen. Die Pancakes mit Ahornsirup beträufeln und heiß servieren.

Tip! Wer möchte, kann zusätzlich Birnenscheiben in wenig Öl braten und die fertigen Pancakes damit garnieren.

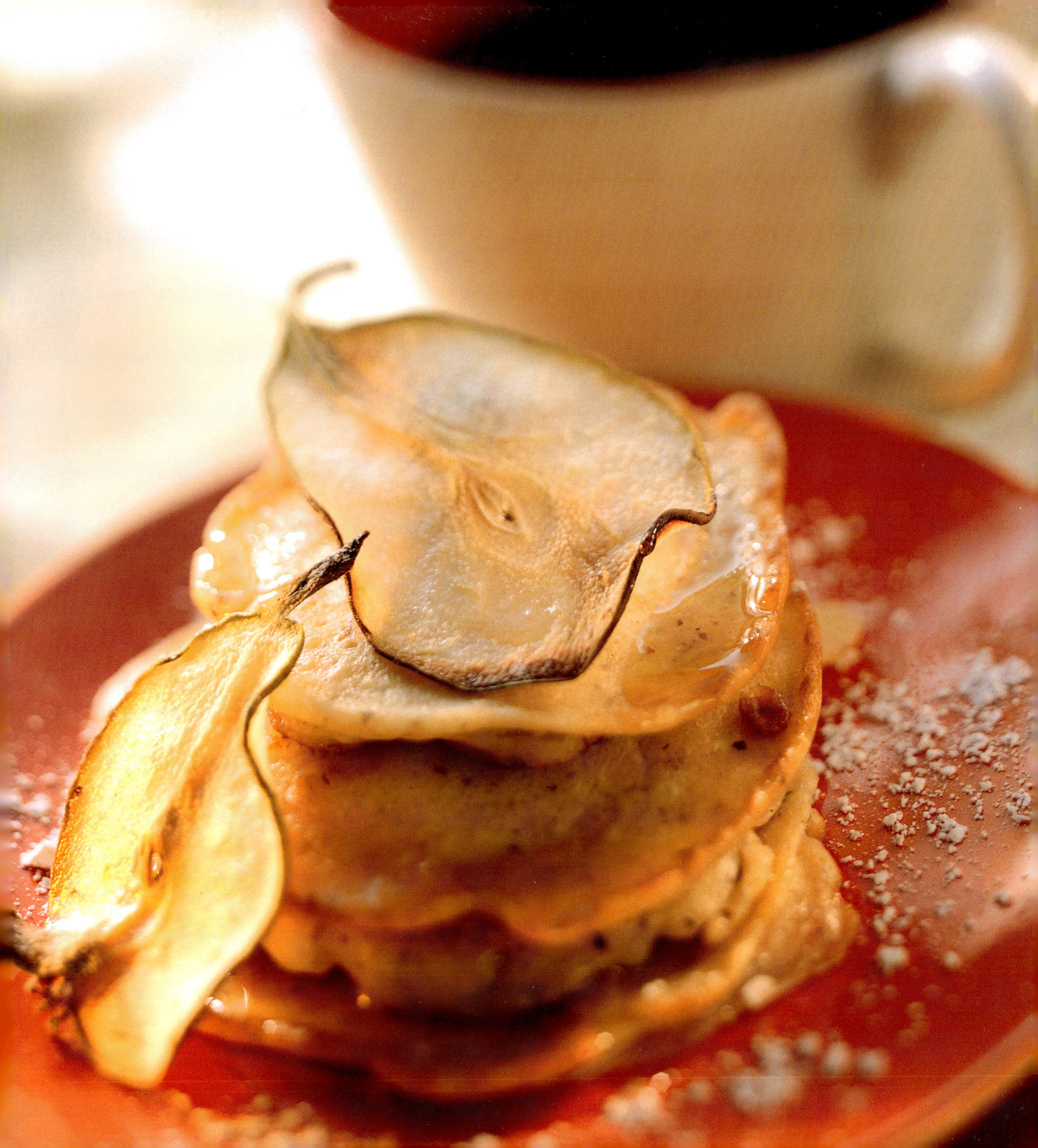

Früchte mit Pistazienquark

schnell • gut gegen Streß

FÜR 4 PERSONEN

500 g gemischte frische Früchte der Saison
4 EL Zitronensaft
4 EL Pistazienkerne
250 g Quarkzubereitung (0,2 % Fett)
3 EL Ahornsirup

ZUBEREITUNGSZEIT: 15 MIN.

Pro Person etwa:
10 g E/ 2 g F/ 24 g KH
150 kcal

FRÜCHTE je nach Sorte waschen und abtrocknen oder schälen. Das Obst in Stücke schneiden und mit dem Zitronensaft vermischen.

PISTAZIENKERNE nicht zu fein hacken. Den Quark mit Ahornsirup und Pistazien verrühren. Die Früchte auf vier Tellern mit dem Pistazienquark anrichten.

TIP! Süßen Sie den Pistazienquark zur Abwechslung mal mit Sanddorn-Vollfrucht, Birnen- oder Apfeldicksaft.

Himbeer-Minze-Toast

erfrischend • vitaminreich

FÜR 4 PERSONEN

200 g frische Himbeeren (ersatzweise Erdbeeren)
5–6 Minzeblättchen
etwas Zitronensaft · 2 TL Ahornsirup
4 Scheiben Vollkorntoast
4 TL Butter · 2 EL Mandelblättchen

ZUBEREITUNGSZEIT: 20 MIN.

Pro Person etwa:
6 g E/ 5 g F/ 43 g KH
245 kcal

HIMBEEREN behutsam waschen und mit einer Gabel zerdrücken. Die Minze waschen, trockentupfen, fein hacken und unter das Beerenmus mischen. Mus mit Zitronensaft und Ahornsirup abschmecken.

BROTE goldbraun toasten. Anschließend zuerst mit der Butter, dann mit dem Beerenmus bestreichen. Brote diagonal halbieren und die Mandelblättchen darüber verteilen.

Erdbeer-Feigen-Konfitüre

für Gäste • vitaminreich

Für 3 Gläser von je 250 ml

300 g Erdbeeren
3 frische Feigen (etwa 200 g)
Saft von 1 Zitrone
200 g Extra Gelierzucker (1:2)

Zubereitungszeit: 20 Min.

Pro Eßlöffel (20 g) etwa:
0 g E/ 1 g F/ 19 g KH
80 kcal

Erdbeeren behutsam waschen und putzen, Feigen vierteln und das Fruchtfleisch mit einem Messer aus der Schale lösen.

Erdbeeren, Feigenfruchtfleisch, Zitronensaft und Zucker im Mixer auf höchster Stufe 10 Min. durchmixen. Oder alle Zutaten zuerst mit dem Schneidstab des Handrührers pürieren, anschließend noch 8–10 Min. mit den Quirlen durchrühren.

Konfitüre in saubere Schraubverschlußgläser füllen und verschlossen im Kühlschrank aufbewahren (bis zu 4 Wochen) oder portionsweise einfrieren.

Putenbrust-Orangen-Brot

preiswert • gut für die Konzentration

Für 4 Personen

4 Scheiben Mehrkornbrot
2 TL Butter · 4 TL mittelscharfer Senf
8 dünne Scheiben Putenbrust-Aufschnitt
2 Orangen · schwarzer Pfeffer
einige Petersilienblättchen

Zubereitungszeit: 10 Min.

Pro Person etwa:
10 g E/ 4 g F/ 21 g KH
150 kcal

Brotscheiben zuerst mit Butter, dann mit Senf bestreichen. Die Brote halbieren und je 1 Scheibe Aufschnitt locker auf die Hälften legen.

Orangen dick schälen und filetieren. Die Orangenspalten auf die Brothälften verteilen, mit Pfeffer übermahlen und mit gewaschenen Petersilienblättchen garnieren.

Mango-Rührei

exotisch • reich an Vitamin A

Für 4 Personen

1 reife Mango · 2 Frühlingszwiebeln
8 Eier · 2 EL helle Sojasauce
1 EL Zitronensaft
1 TL Sesamöl · 2 EL Öl
einige schöne Salatblätter

Zubereitungszeit: 20 Min.

Pro Person etwa:
16 g E/ 18 g F/ 12 g KH
275 kcal

Mango schälen, das Fruchtfleisch zuerst in großen Spalten vom Stein, dann in kleine Stücke schneiden. Die Frühlingszwiebeln waschen, putzen und in feine Ringe schneiden.
Eier verquirlen, die Mango dazugeben. Mit Sojasauce, Zitronensaft und Sesamöl würzen. Die Frühlingszwiebeln unterrühren.
Öl in einer beschichteten Pfanne erhitzen, die Eimasse hineingießen und bei schwacher Hitze unter gelegentlichem Rühren zu einer cremigen Masse stocken lassen. Auf den Salatblättern anrichten und sofort servieren.

Italienisches Omelett

gut gegen Streß • im Bild

Für 4 Personen

150 g Cocktailtomaten
1 kleiner Zucchino (etwa 150 g)
1 EL Butter · 5 Eier · 4 EL Mineralwasser
1 Msp. getrockneter Thymian
Salz · weißer Pfeffer
1 Handvoll Basilikumblättchen

Zubereitungszeit: 20 Min.

Pro Person etwa:
17 g E/ 16 g F/ 3 g KH
220 kcal

Gemüse putzen und waschen. Tomaten quer halbieren, Zucchino möglichst klein würfeln.
Butter in einer großen beschichteten Pfanne zerlassen, Zucchino darin kurz andünsten.
Eier mit Mineralwasser, Thymian, Salz und Pfeffer verquirlen, über die Gemüsewürfel in die Pfanne gießen und bei schwacher Hitze stocken lassen. Dicht mit Basilikumblättchen und Tomatenhälften belegen, heiß servieren.

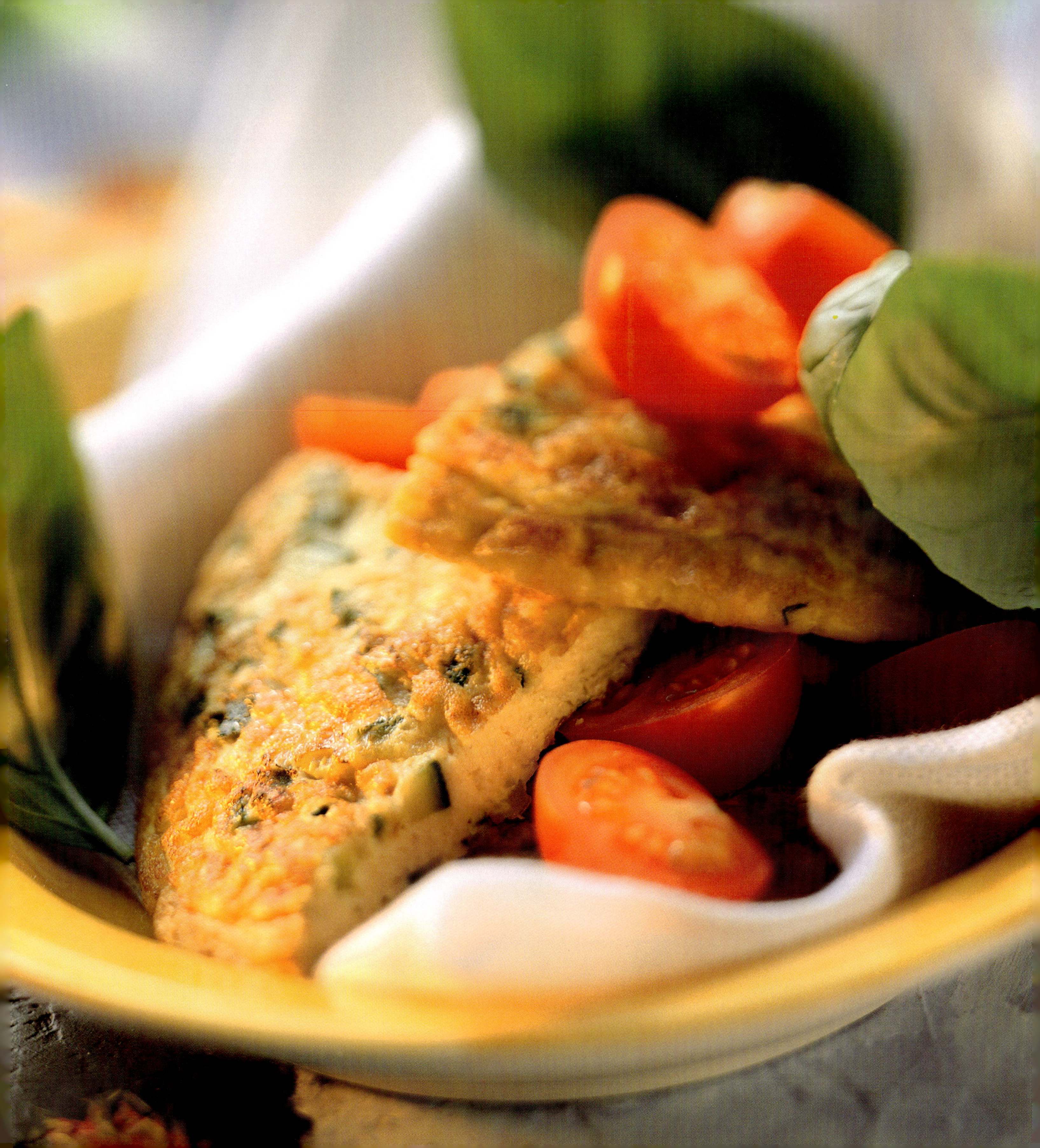

Lachsschinken-Tatar

raffiniert • gut gegen Streß

Für 4 Personen

100 g Lachsschinken am Stück
1 kleine Stange Sellerie · 1/2 rote Paprikaschote
2 EL Joghurt · etwas Zitronensaft
weißer Pfeffer · Salz
4 Scheiben dunkles Bauernbrot
1 EL Schnittlauchröllchen

Zubereitungszeit: 20 Min.

Pro Person etwa:
11 g E/ 1 g F/ 20 g KH
145 kcal

Lachsschinken ohne Fettrand klein würfeln. Sellerie und Paprikaschote waschen, putzen und in möglichst kleine Würfel schneiden. Alles mit Joghurt vermengen und mit Zitronensaft, Pfeffer und wenig Salz abschmecken.

Brotscheiben toasten. Danach diagonal halbieren, Lachsschinken-Tatar darauf verteilen und mit Schnittlauchröllchen bestreuen.

Gemüsecreme mit Curry

würzig • vitaminreich

Für 4 Personen

500 g gemischtes Gemüse (z. B. rote Paprikaschoten, Tomaten, Möhren, Zucchini)
1 kleine Zwiebel
3 Scheiben durchwachsener Räucherspeck
1 EL Öl · 2 EL saure Sahne
1–2 TL Curry · Salz · schwarzer Pfeffer

Zubereitungszeit: 30 Min.

Pro Person etwa:
5 g E/ 9 g F/ 3 g KH
110 kcal

Gemüse waschen, putzen und klein würfeln. Die Zwiebel schälen, fein hacken. Den Speck in kurze Streifen schneiden.

Speck in einer Pfanne im Öl bei schwacher Hitze langsam ausbraten. Gemüse und Zwiebel hinzufügen und zugedeckt bei mittlerer Hitze 10 Min. garen. Saure Sahne unterrühren, mit Curry, Salz und frisch gemahlenem Pfeffer würzen.

Ein Drittel des Pfanneninhalts herausnehmen, den Rest pürieren und wieder untermischen.

Creme abgekühlt mit Brot servieren.

Kaviarbrote

für die gute Laune • für Gäste

Für 4 Personen

150 g stichfester Sahnejoghurt
1 EL frisch gehackte Petersilie
1 EL frisch gehackter Dill · schwarzer Pfeffer · Salz
4 Scheiben Vollkornbrot
50 g Forellen- oder Lachskaviar
Kräuterblättchen zum Garnieren

Zubereitungszeit: 10 Min.

Pro Person etwa:
4 g E/ 1 g F/ 14 g KH
130 kcal

Joghurt mit Petersilie und Dill verrühren, mit frisch gemahlenem Pfeffer und Salz würzen.

Vollkornbrote halbieren. Den Kräuterjoghurt auf die Brothälften verteilen. Obenauf den Kavier setzen. Die Kaviarbrote mit Kräuterblättchen garnieren.

Tip! Statt zum Frühstück schmecken die Kaviarbrote auch fein als Snack für zwischendurch oder als Vorspeise.

Kräuter-Quark-Brötchen

für den Sonntag • vitaminreich

Für 4 Personen

250 g Magerquark · 50 g Emmentaler · 1 Ei
1 Prise Salz · 6–8 EL Milch · 1 EL zerlassene Butter
6 EL frisch gehackte gemischte Kräuter
2 EL Sonnenblumenkerne · 250 g Weizenmehl Type 550
1 Päckchen Backpulver · 1 EL Öl fürs Blech

Zubereitungszeit: 40 Min.
Backzeit: 15 Min.

Pro Person etwa:
24 g E/ 12 g F/ 48 g KH
420 kcal

Quark abtropfen lassen. Käse grob raspeln. Quark mit Ei, Salz, 5 EL Milch und der Butter kräftig verrühren. Käse, Kräuter und Sonnenblumenkerne hinzufügen. Mehl und Backpulver vermischen, unter die Masse kneten.

Teig zur Rolle formen, in 12 Stücke schneiden, zu Kugeln drehen und etwas flachdrücken. Zugedeckt 20 Min. kalt stellen. Inzwischen den Backofen auf 175° (Umluft 150°) vorheizen.

Brötchen auf ein gefettetes Blech setzen. Im Ofen (Mitte) in 15 Min. goldbraun backen. Danach noch heiß mit der übrigen Milch bepinseln.

SNACKS UND DRINKS*

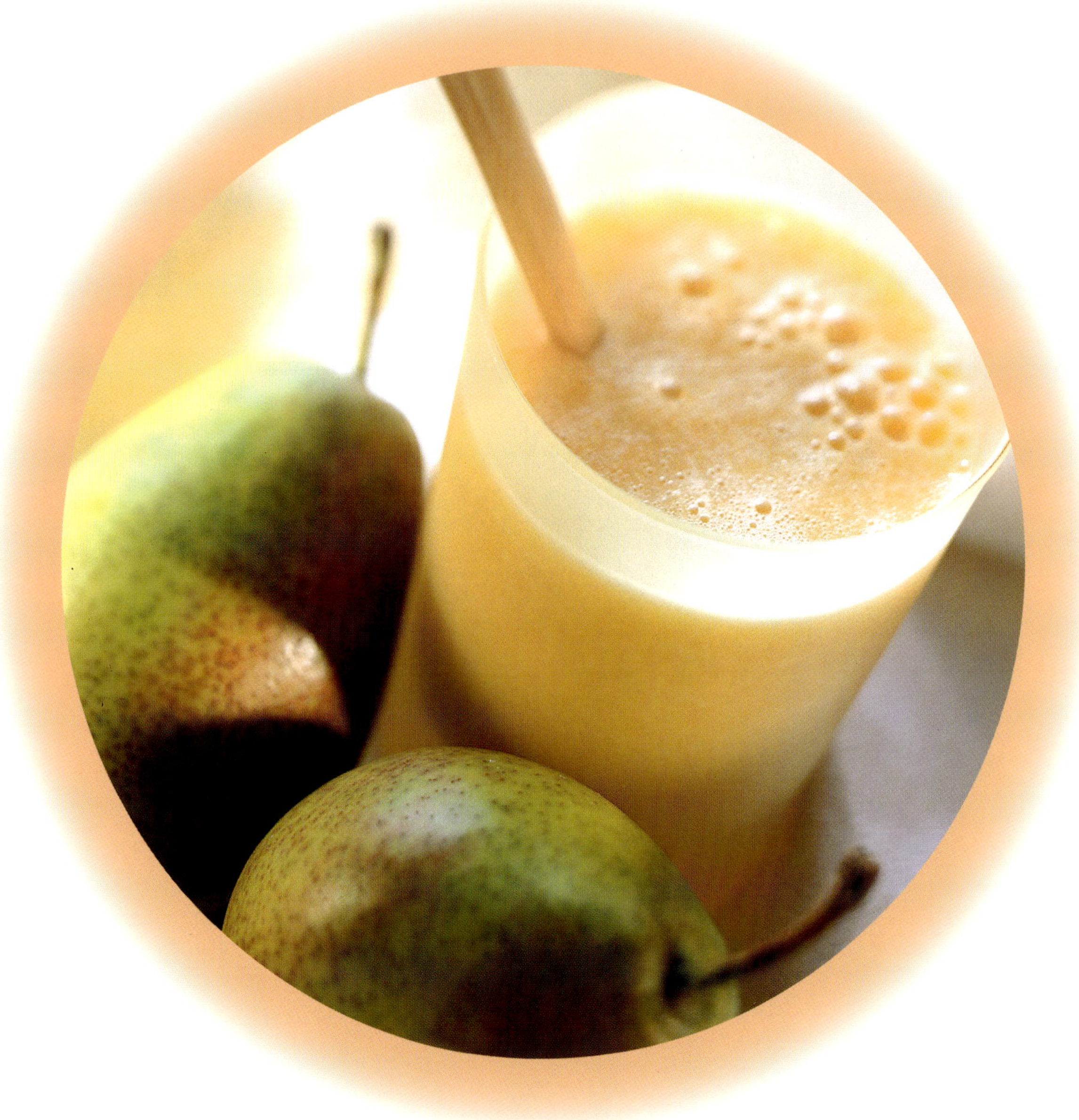

*

Den meisten Menschen geht es so: Am späten Vor- und Nachmittag macht sich ein kleines Leistungstief bemerkbar. Das liegt an unserem körpereigenen Bio-Rhythmus und ist durch einen leichten Snack oder alkoholfreien Drink ganz schnell aufgefangen.

Gerade Schulkinder, Studenten und andere Gehirn-Athleten sollten zwischendurch Energie tanken. Bei allen, die viel Auto fahren, verbessert ein Snack die Aufmerksamkeit und Fahrleistung. Der kleine Happen am Nachmittag bringt noch mal ordentlich Schwung in die grauen Zellen, wenn Sie noch spät knifflige Probleme lösen müssen. Und er verhindert gleichzeitig, daß Sie sich ausgehungert auf das Abendessen stürzen.

Ausser den folgenden Rezepten sind auch frisches Obst, Trockenfrüchte, Joghurt, Studentenfutter, Müsliriegel und Vollkornkekse mit wenig Zucker ideale Snacks.

Paprika-Dill-Knäcke

preiswert • reich an Vitamin C

Für 4 Personen

8 EL Magerquark
8 EL Milch oder Mineralwasser
2 TL geriebener Meerrettich (aus dem Glas)
Salz · weißer Peffer
1 Bund Dill
1 kleine gelbe oder rote Paprikaschote
4 Scheiben Mehrkorn-Knäckebrot

Zubereitungszeit: 15 Min.

Pro Person etwa:
3 g E/ 1 g F/ 8 g KH
80 kcal

Quark mit Milch oder Mineralwasser und Meerrettich cremig rühren. Mit etwas Salz und Pfeffer abschmecken.

Dill waschen, trockenschütteln und fein hacken, unter den Quark mischen. Paprikaschote waschen, halbieren, putzen und in kleine Würfel schneiden.

Dillquark auf die Knäckebrote streichen und die Paprikawürfel darüber verteilen.

Schnelle Käsestangen

würzig • vitaminreich

Für 4 Personen

8 Scheiben Vollkorn-Knäckebrot
50 g mittelalter Gouda
50 g Greyerzer
1 EL Schnittlauchröllchen
Paprika, edelsüß · 1–2 TL Kümmel

Zubereitungszeit: 10 Min.

Pro Person etwa:
8 g E/ 8 g F/ 12 g KH
150 kcal

Backofen auf 250° (Umluft 220°) oder den Grill vorheizen. Die Knäckebrotscheiben mit einem scharfen Sägemesser längs in je 3 Streifen schneiden.

Beide Käsesorten getrennt fein reiben. Gouda und Schnittlauch vermischen, auf die Hälfte der Brotstreifen verteilen und mit etwas Paprika bestäuben. Die übrigen Knäckebrotstreifen mit geriebenem Greyerzer und Kümmel bestreuen.

Käsestangen im Ofen oder unter dem Grill 3–4 Min. überbacken, bis der Käse geschmolzen, aber nicht gebräunt ist. Heiß servieren.

Feta mit Traubenkompott

für Gäste • mineralstoffreich

Für 4 Personen

400 g Feta (Schafkäse)
etwas Öl zum Einfetten
schwarzer Pfeffer
1 unbehandelte Zitrone
1 Zweig Thymian
400 ml roter Traubensaft
1/2–1 EL Honig
2 Gewürznelken
400 g kernlose grüne Weintrauben

Zubereitungszeit: 35 Min.

Pro Person etwa:
15 g E/ 24 g F/ 43 g KH
430 kcal

Backofen auf 200° (Umluft 180°) vorheizen. Den Feta in 4 gleich große Stücke schneiden. Einen feuerfesten Teller oder eine Gratinform mit Öl einfetten, die Käsestücke nebeneinander darauf legen und mit grob gemahlenem Pfeffer bestreuen.

Zitrone heiß abspülen, abtrocknen und die Schale dünn abschälen. Saft auspressen. Den Thymian waschen und trockentupfen.

Traubensaft in einem breiten Topf zum Kochen bringen. Zitronenschale, 1/2 EL Honig, Nelken und Thymian hinzufügen. Das Ganze offen bei starker Hitze 8–10 Min. einkochen lassen.

Inzwischen den Feta im Ofen (Mitte) 10 Min. überbacken. Die Weintrauben waschen, abtropfen lassen, abzupfen und halbieren.

Thymian und Nelken aus dem Sud nehmen. Die Trauben hinzufügen und zugedeckt 5 Min. sanft köcheln lassen. Das Kompott mit Zitronensaft nach Geschmack und übrigem Honig abschmecken. Traubenkompott und Feta auf Tellern anrichten.

Tip! Das Traubenkompott kann gut vorbereitet werden. Es hält sich zugedeckt im Kühlschrank bis zu 4 Tage. Das Kompott dann zimmerwarm mit dem überbackenen Käse servieren. Oder nur ein paar blaue Trauben zum Feta reichen.

Griechisches Sandwich

gut vorzubereiten • vitaminreich

FÜR 4 PERSONEN

Für die Sandwiches:
200 g Cocktailtomaten · 150 g Salatgurke
1 kleine rote Zwiebel
100 g schwarze Oliven (ohne Stein)
300 g Feta (Schafkäse) · 2 EL Olivenöl
2 TL getrockneter Oregano
Salz · schwarzer Pfeffer
4 kleine Pita-Brote (ersatzweise andere kleine Fladenbrote)
4 TL schwarze Olivenpaste (Tapenade)
Für den Joghurt-Minze-Dip:
3 Zweige Minze · 1–2 Knoblauchzehen
200 g griechischer Sahnejoghurt
Salz · weißer Pfeffer · Zitronensaft

ZUBEREITUNGSZEIT: 20 MIN.

Pro Person etwa:
17 g E/ 24 g F/ 42 g KH
515 kcal

TOMATEN waschen, je nach Größe halbieren oder vierteln. Gurke schälen, längs halbieren, entkernen und klein würfeln. Zwiebel schälen und in hauchdünne Ringe schneiden, Oliven halbieren. Den Käse würfeln.

ALLE zerkleinerten Zutaten in einer Schüssel mit Öl und Oregano vermengen. Den Salat salzen, pfeffern und abgedeckt kurz kalt stellen.

MINZE für den Dip waschen, trockenschütteln und die Blättchen fein hacken. Den Knoblauch schälen. Joghurt mit Minze verrühren, Knoblauch durch die Presse dazudrücken. Den Dip mit Salz, Pfeffer und Zitronensaft abschmecken. Abgedeckt kalt stellen.

BACKOFEN auf 100° (Umluft 80°) vorheizen. Die Pita-Brote im Ofen kurz aufbacken, bis sie knusprig sind.

ANSCHLIESSEND in jedes Brot eine Tasche schneiden und die Olivenpaste hineinstreichen. Den Salat in die Brottaschen verteilen.

SANDWICHES noch warm mit dem leicht gekühlten Joghurt-Minze-Dip und dem übrigen Salat servieren.

TIP! Wer möchte, kann auch einfache Brötchen halbieren, etwas aushöhlen und mit dem Salat füllen.

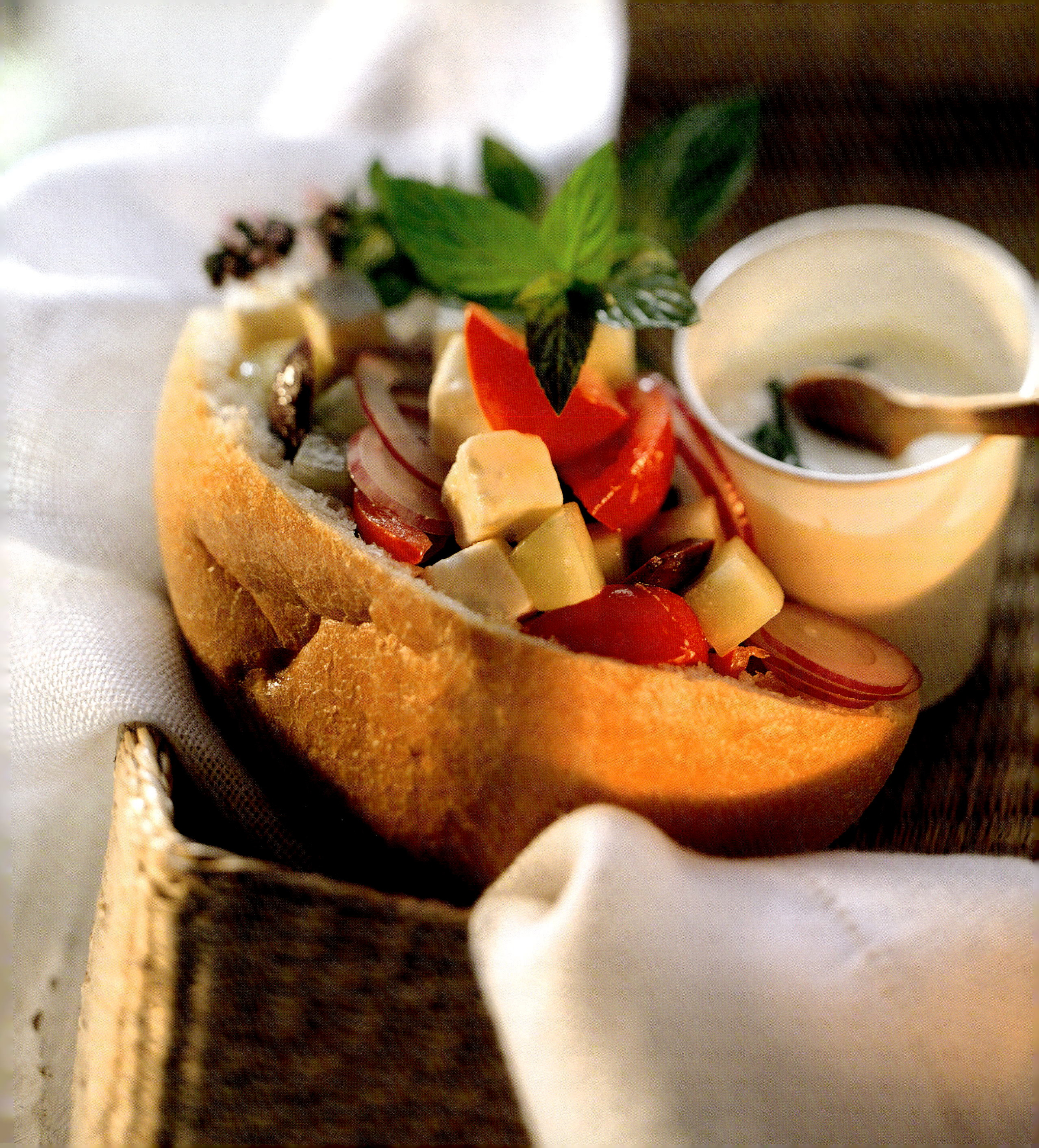

Thunfisch-Sandwich

zum Mitnehmen • für die gute Laune

FÜR 4 PERSONEN

50 g Zucchino · 2 kleine Tomaten
1 Dose Thunfisch naturell (150 g)
1 Knoblauchzehe · 4 EL Salatcreme
(ersatzweise Crème fraîche)
1 EL frisch gehackte Petersilie · Salz · weißer Pfeffer
etwas Zitronensaft · 8 Scheiben Mehrkorntoast

ZUBEREITUNGSZEIT: 15 MIN.

Pro Person etwa:
12 g E/ 9 g F/ 25 g KH
230 kcal

ZUCCHINO waschen, putzen und fein würfeln. Tomaten waschen, entkernen und fein würfeln.

THUNFISCH abgießen, in kleine Stückchen zupfen. Alles vermengen. Knoblauch schälen und dazudrücken. Salatcreme und Petersilie hinzufügen, die Masse mit Salz, Pfeffer und Zitronensaft abschmecken.

BROTSCHEIBEN toasten. Thunfischmasse gleichmäßig auf 4 Scheiben verteilen. Mit übrigem Brot belegen, leicht andrücken und diagonal in Dreiecke schneiden.

Brie mit Feigen und Nüssen

schnell • vitaminreich

FÜR 4 PERSONEN

300 g nicht zu reifer Brie · 3 reife blaue Feigen
2 EL halbtrockener Sherry (ersatzweise Gemüsebrühe)
2 EL Trauben- oder Orangensaft
1 EL Aceto Balsamico (Balsamessig)
50 g Walnußkerne
weißer Pfeffer · 1 Zweig Minze

ZUBEREITUNGSZEIT: 10 MIN.

Pro Person etwa:
17 g E/ 21 g F/ 5 g KH
285 kcal

BRIE zunächst mit einem Messer rundherum sanft abschaben, dann in 1/2 cm dicke Scheiben schneiden. Die Feigen waschen, trockentupfen und mit der Schale in dünne Scheiben schneiden. Beides auf vier Tellern dekorativ anrichten.

SHERRY mit Saft und Essig verrühren. Die Mischung über den Käse träufeln. Die Walnußkerne grob hacken und darüber verteilen. Alles mit Pfeffer übermahlen und mit Minzeblättchen garniert servieren.

Käse-Carpaccio mit Datteln

Für 4 Personen

300 g reifer Schnittkäse am Stück (z. B. Gouda, Cheddar, Sbrinz, Manchego)
1 Frühlingszwiebel · 6 frische Datteln
2 EL Oliven- oder Walnußöl
2 TL Sherryessig
1 EL rosa Pfefferkörner

Zubereitungszeit: 10 Min.

Pro Person etwa:
18 g E/ 25 g F/ 9 g KH
325 kcal

schnell • vitaminreich

Käse entrinden, mit einem Hobel oder mit der Aufschnittmaschine in sehr dünne Scheiben schneiden. Auf vier Tellern locker anrichten.

Frühlingszwiebel waschen, putzen und in hauchfeine Scheibchen schneiden. Die Datteln halbieren, entkernen und in feine Streifen schneiden. Beides auf dem Käse verteilen.

Öl und Essig kräftig verrühren, das Carpaccio gleichmäßig damit beträufeln und mit den Pfefferkörnern bestreuen.

Sardellentaler

Für 4 Personen

6 Sardellenfilets
1 Stück Salatgurke (etwa 125 g)
1 EL Crème fraîche
1 TL abgeriebene unbehandelte Zitronenschale
Salz · Cayennepfeffer
12 Pumpernickel-Taler

Zubereitungszeit: 10 Min.

Pro Person etwa:
5 g E/ 3 g F/ 16 g KH
105 kcal

würzig • für die gute Laune

Sardellenfilets abspülen, gut trockentupfen und längs halbieren.

Gurke waschen, abtrocknen, längs halbieren, entkernen und das Fruchtfleisch grob raspeln.

Crème fraîche mit Gurke und Zitronenschale verrühren und mit Salz und Cayennepfeffer abschmecken. Auf die Pumpernickel-Taler verteilen. Sardellenfilethälften zu Schnecken drehen und darauf setzen.

Gemüse-Tofu-Spieße

eiweißreich • im Bild

Für 4 Personen

6 mittelgroße Pellkartoffeln

2 rote Paprikaschoten · 4 Stangen Sellerie

300 g geräucherter Tofu

8 lange Holzspieße · 2 Zweige Basilikum

3 EL Sonnenblumenöl

Salz · weißer Pfeffer

Zubereitungszeit: 20 Min.

Pro Person etwa:

11 g E/ 10 g F/ 24 g KH

235 kcal

Kartoffeln pellen und vierteln. Die Paprikaschoten waschen, halbieren, putzen und in Stücke schneiden. Sellerie waschen, putzen, in etwa 3 cm lange Stücke schneiden. Den Tofu würfeln. Alles bunt gemischt auf acht lange Holzspieße stecken. Basilikum waschen, trockenschütteln, die Blättchen abzupfen.

Öl in einer großen beschichteten Pfanne erhitzen, die Spieße darin bei mittlerer Hitze rundherum 5–7 Min. braten. Leicht salzen, pfeffern und mit dem Basilikum auf Tellern anrichten.

Gemüse mit Avocadodip

schmeckt nur ganz frisch • vitaminreich

Für 4 Personen

1 reife Avocado · 3 EL Zitronensaft

1/4 TL gemahlener Koriander

1 EL kaltgepreßtes Olivenöl · Salz

500 g gemischtes Gemüse (z. B. Zucchini, Möhren, Stangensellerie, Kohlrabi)

Zubereitungszeit: 20 Min.

Pro Person etwa:

2 g E/ 10 g F/ 6 g KH

115 kcal

Avocado für den Dip längs halbieren, den Stein entfernen. Das Fruchtfleisch mit einem Löffel herauslösen, mit Zitronensaft beträufeln und mit einer Gabel fein zerdrücken.

Koriander und Öl gut mit dem Avocadomus vermischen. Den Dip mit Salz abschmecken.

Gemüse putzen, waschen und in fingerdicke, lange Stifte schneiden. Den Avocadodip sofort zum rohen Gemüse servieren.

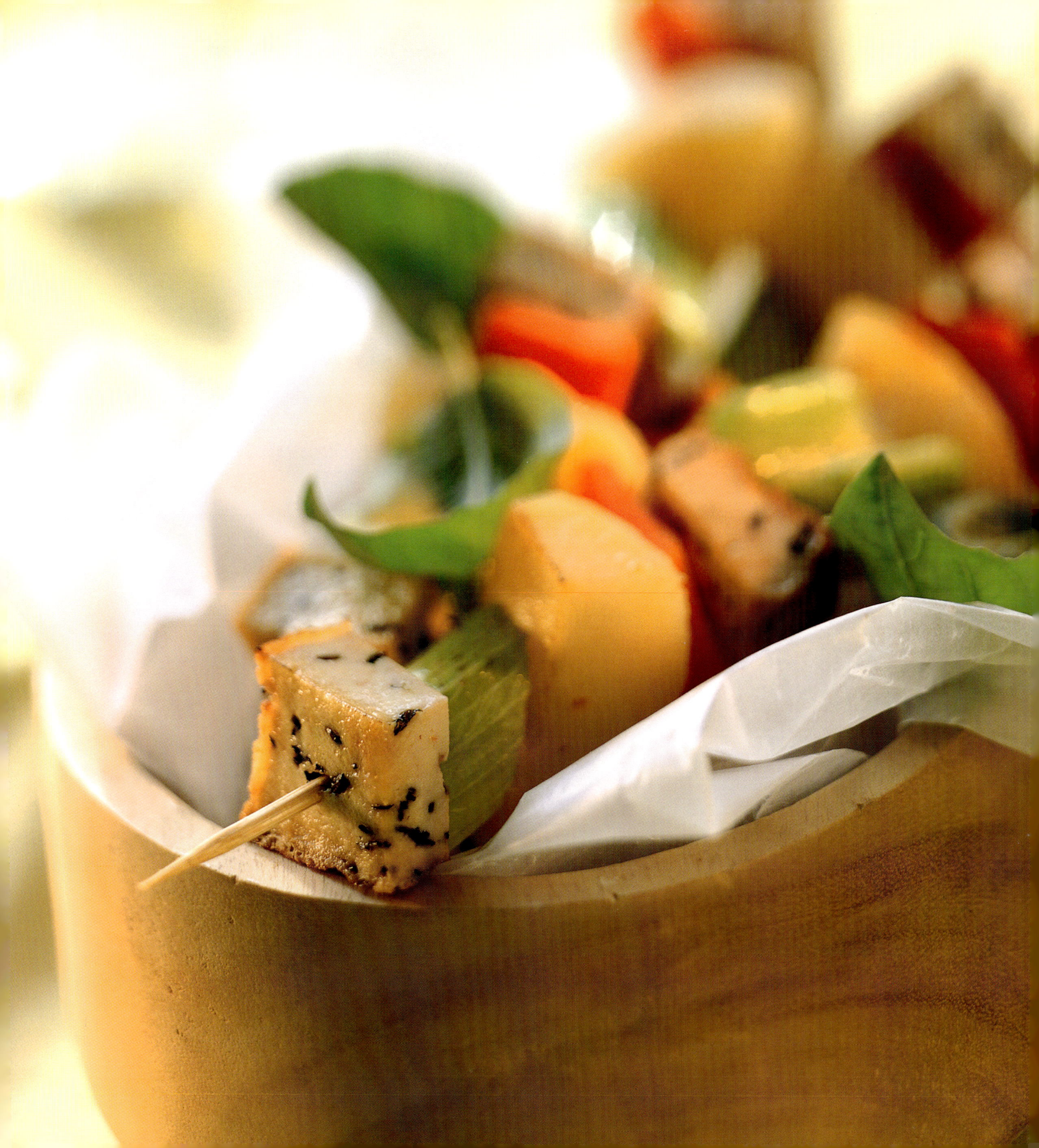

Power-Shake

schnell • vitaminreich

Für 1 Glas

2 Aprikosen (frisch oder getrocknet)
1/8 l Möhrensaft
1 EL Sanddorn-Vollfrucht, gesüßt
1/8 l Milch · 1 Msp. Vanillezucker
1 Msp. gemahlener Ingwer
1–2 TL Zitronensaft
Zitronenmelisse

Zubereitungszeit: 10 Min.
Etwa: 3 g E/ 3 g F/ 17 g KH
205 kcal

Frische Aprikosen waschen, halbieren, entsteinen und kleinschneiden. Oder getrocknete Früchte kleinschneiden.
Aprikosen mit dem Möhrensaft sehr fein pürieren. Sanddornsaft, Milch, Vanillezucker und Ingwer hinzufügen und alles noch einmal kurz durchmixen.
Shake mit Zitronensaft abschmecken und mit Zitronenmelisse garnieren. Gekühlt servieren.

Kefir-Minze-Mix

gut für die Konzentration

Für 1 Glas

5–6 Minzeblättchen
200 g Kefir
1 TL Zitronensaft
1 EL Weizenkeime

Zubereitungszeit: 10 Min.
Etwa: 8 g E/ 8 g F/ 10 g KH
140 kcal

Minzeblättchen waschen, trockentupfen und hacken. Minze mit Kefir, Zitronensaft und Weizenkeimen im Mixer kräftig durchmixen.
Tip! Wer keinen Mixer hat, kann die Minze mit Zitronensaft und etwas Kefir mit dem Schneidstab des Handrührers fein pürieren, dann mit den übrigen Zutaten vermischen.

Birnen-Orangen-Drink

schnell • vitaminreich

Für 1 Glas

1 Orange · 1 reife Birne
2 EL Birnendicksaft (Reformhaus)
1 EL Sanddorn-Vollfrucht, gesüßt
Mineralwasser zum Aufgießen

Zubereitungszeit: 10 Min.
Etwa: 2 g E/ 1 g F/ 40 g KH
180 kcal

Orange halbieren und auspressen. Die Birne schälen, vierteln und das Kerngehäuse entfernen. Birnenviertel in kleine Stücke schneiden.

Birnenstücke, Birnendicksaft, Sanddornsaft und Orangensaft im Mixer gut durchmixen oder mit dem Schneidstab des Handrührers fein pürieren.

Mischung in ein vorgekühltes Glas gießen und mit Mineralwasser auffüllen.

Tomaten-Shake

gut für die Konzentration

Für 1 Glas

1 Blutorange
1/8 l Tomatensaft · 5 EL Möhrensaft
1 EL Limetten- oder Zitronensaft
1 EL Weizenkeimöl
2 Eiswürfel
frisch geriebene Muskatnuß

Zubereitungszeit: 10 Min.
Etwa: 3 g E/ 10 g F/ 19 g KH
180 kcal

Blutorange auspressen. Orangensaft, Tomatensaft, Möhrensaft, Limetten- oder Zitronensaft und das Weizenkeimöl in einen Shaker oder Mixer geben. Die Eiswürfel hinzufügen und alles kurz und kräftig durchschütteln.

Shake durch ein Sieb in ein hohes Becherglas gießen und mit einem Hauch frisch geriebener Muskatnuß würzen.

Avocado-Kiwi-Shake

schmeckt nur ganz frisch • vitaminreich

Für 1 Glas

1/2 reife Avocado · 1 Kiwi
2 1/2 EL Kresseblättchen
100 ml Buttermilch
1 Msp. gemahlener Kardamom
Salz · Tabascosauce

Zubereitungszeit: 10 Min.

Etwa: 5 g E/ 13 g F/ 14 g KH
180 kcal

Avocado und Kiwi schälen, beides grob würfeln. Dann mit 2 EL Kresseblättchen im Mixer oder mit dem Schneidstab des Handrührers fein pürieren.

Buttermilch dazugießen und alles noch einmal kräftig durchmixen. Den Shake mit Kardamom, wenig Salz und ein paar Tropfen Tabascosauce abschmecken. In ein hohes Glas gießen, mit den übrigen Kresseblättchen garnieren.

Aprikosen-Mandel-Mix

gut für die Konzentration

Für 1 Glas

2 getrocknete Aprikosen
100 ml naturtrüber Apfelsaft
1 EL Mandelmus (aus dem Glas)
100 ml Milch
1 EL Weizenkeime
Zitronenmelisse zum Garnieren

Zubereitungszeit: 10 Min.

Etwa: 6 g E/ 11 g F/ 28 g KH
315 kcal

Getrocknete Aprikosen grob würfeln, in einem Schälchen mit Apfelsaft übergießen und 10 Min. darin einweichen.

Aprikosen samt Apfelsaft im Mixer oder mit dem Schneidstab des Handrührers fein pürieren. Nach und nach das Mandelmus, die Milch und die Weizenkeime hinzufügen. Alles noch einmal kräftig durchmixen.

Mixgetränk in ein hohes Becherglas füllen und mit Zitronenmelisse garnieren.

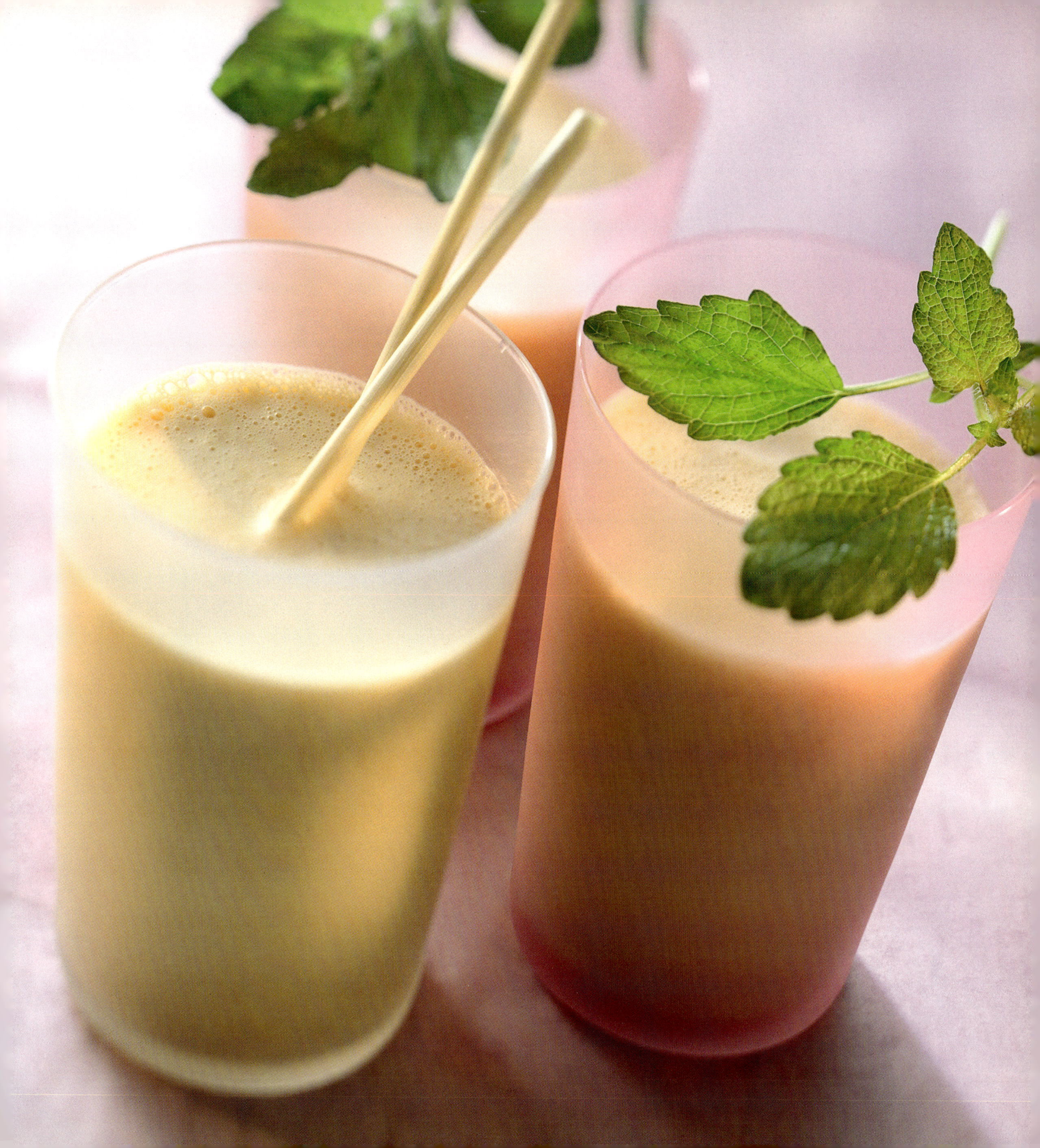

VORSPEISEN*

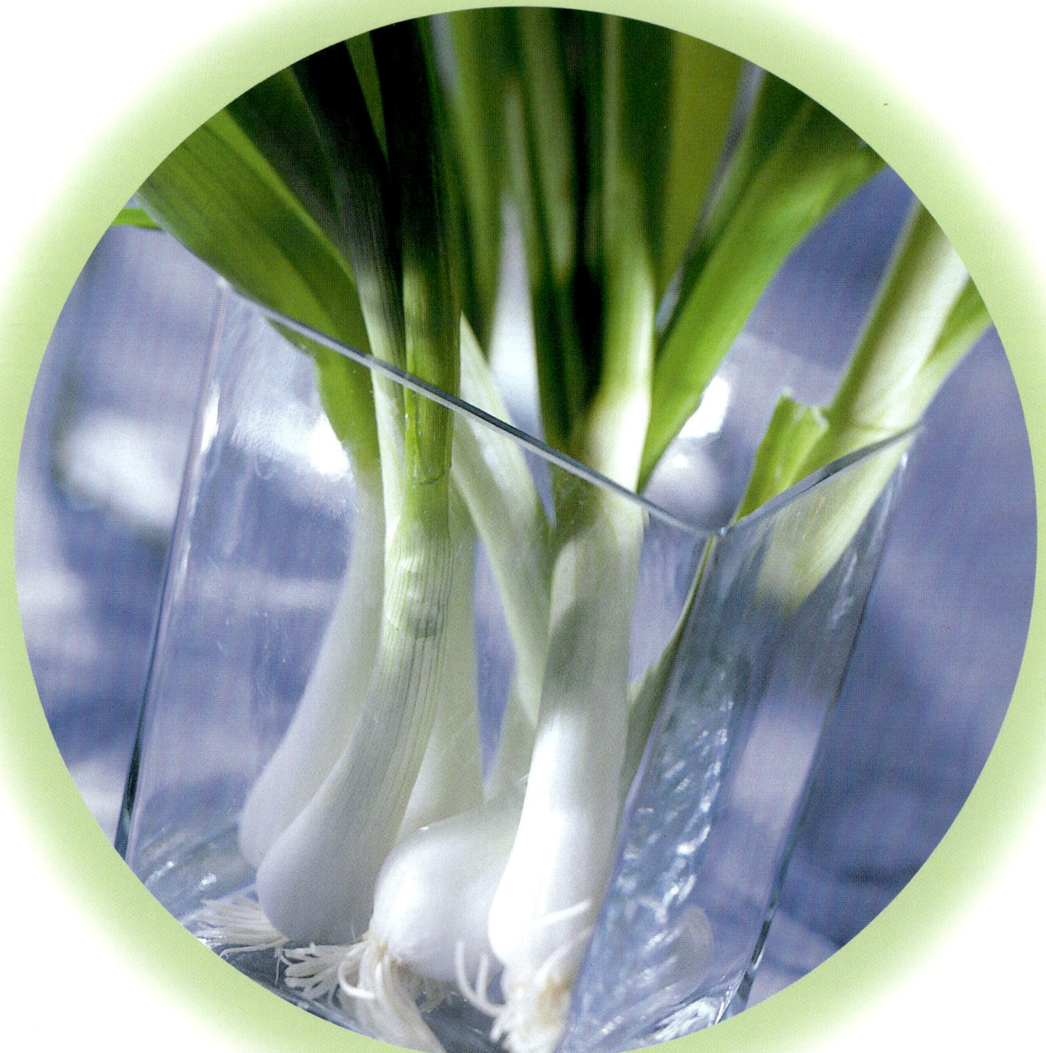

*

DER erste Gang eines Menüs soll den Appetit anregen, auf die nachfolgenden Speisen einstimmen, vor allem aber erst mal ein wenig Ruhe und Entspannung nach dem meist hektischen Tagesallerlei bringen.

DIE Palette der leichten Leckerbissen reicht von Artischocken mit Zitronen-Frischkäse-Dip, scharfen Reis-Mango-Päckchen über cremige Basilikum-Mousse bis hin zu würzig marinierten Frühlingszwiebeln.

ALLE Vorspeisen können Sie auch als Snack für zwischendurch genießen. Sie eignen sich ebensogut als Partyhappen.

SO abwechslungsreich die Rezepte klingen, so vielfältig sind auch ihre Wirkstoffe, die das Gehirn positiv beeinflussen und die mit den Hauptgerichten dafür sorgen, daß Sie nach dem Essen nicht schlapp und müde, sondern aufmerksam und kreativ sind.

Filetscheiben auf Reissalat

Für 4 Personen

100 g Langkorn-Wildreis-Mischung
Salz · 1 mittelgroße Möhre
1 Stück Sellerieknolle (etwa 120 g)
2 Frühlingszwiebeln
4 Cocktailtomaten
3 EL Sherryessig
schwarzer Pfeffer
3 EL trockener Sherry (ersatzweise Brühe)
6 EL kaltgepreßtes Sonnenblumenöl
1–2 Tropfen Tabascosauce
1/2 l Fleischbrühe
250 g Schweinefilet
2 EL frisch gehackte gemischte Kräuter
8 schöne Blätter Römer- oder Batavia-Salat

Zubereitungszeit: 50 Min.

Pro Person etwa:
18 g E/ 14 g F/ 26 g KH
310 kcal

für den Sonntag • vitaminreich

Reismischung nach Packungsanweisung in Salzwasser garen und abkühlen lassen.

Möhre und Sellerie schälen, in streichholzdicke und etwa 4 cm lange Stifte (Juliennes) schneiden. 3 Min. in Salzwasser blanchieren, kalt abschrecken und gut abtropfen lassen.

Frühlingszwiebeln waschen, putzen und schräg in dünne Ringe schneiden. Die Tomaten waschen, abtrocknen, vierteln. Alle Gemüse miteinander vermengen.

Essig, Salz, Pfeffer, Sherry und Öl zu einer Marinade verrühren und mit Tabascosauce abschmecken. 2 EL von der Marinade beiseite stellen, den Rest zum Gemüse geben.

Fleischbrühe aufkochen. Das Filet darin zugedeckt bei schwacher Hitze in 10 Min. sanft gar ziehen lassen.

Inzwischen den Reis mit dem Gemüse und den Kräutern vermengen. Den Salat mit Salz und Pfeffer abschmecken. Die Salatblätter behutsam waschen und trockentupfen.

Filet aus der Brühe heben und in möglichst dünne Scheiben schneiden. Mit der übrigen Marinade beträufeln.

Auf jeden Teller 2 Salatblätter legen, den Reissalat und das Schweinefleisch dekorativ darauf verteilen. Sofort servieren.

Marinierte Frühlingszwiebeln

erfrischend • mineralstoffreich

FÜR 4 PERSONEN

3 EL Sultaninen · 3 Bund Frühlingszwiebeln
2 EL Pinienkerne · 3 EL kaltgepreßtes Olivenöl
Salz · schwarzer Pfeffer
2 TL abgeriebene unbehandelte Zitronenschale
1–2 Knoblauchzehen · 2–3 EL Zitronensaft
2 EL frisch gehackte Petersilie

ZUBEREITUNGSZEIT: 25 MIN.
Pro Person etwa:
3 g E/ 12 g F/ 15 g KH
170 kcal

SULTANINEN in 1/8 l Wasser einweichen. Frühlingszwiebeln waschen, putzen und schräg in 6 cm lange Stücke schneiden.

PINIENKERNE in einer Pfanne ohne Fett bei mittlerer Hitze hellgelb rösten, herausnehmen.

ÖL in der Pfanne erhitzen, die Zwiebeln darin andünsten. Mit Salz und Pfeffer würzen. Sultaninen samt Sud und Zitronenschale hinzufügen, Frühlingszwiebeln zugedeckt in 5–8 Min. bißfest schmoren. Den Knoblauch schälen, durch die Presse dazudrücken.

FRÜHLINGSZWIEBELN mit Zitronensaft abschmecken, mit Pinienkernen und Petersilie bestreuen, lauwarm servieren.

Süß-saurer Tofu

aus Japan • gut gegen Streß

FÜR 4 PERSONEN

300 g fester Tofu · 100 ml Sojasauce
2 Möhren · 150 g Bambussprossen (aus der Dose) · 1 Bund Frühlingszwiebeln
6 EL Reis- oder milder Weißweinessig
2 EL Mirin (japanischer Kochwein, ersatzweise Sherry) · 2 EL Sake (Reiswein) · 3 EL Zucker

ZUBEREITUNGSZEIT: 15 MIN.
Pro Person etwa:
9 g E/ 4 g F/ 16 g KH
150 kcal

TOFU zwischen Küchenpapier leicht auspressen und würfeln. Mit 2 EL Sojasauce vermischen und 10 Min. marinieren.

INZWISCHEN Möhren schälen, Bambussprossen abtropfen lassen, beides in streichholzgroße Stifte schneiden. Die Frühlingszwiebeln waschen, putzen und in Scheibchen schneiden. Mit den Möhren 1 Min. blanchieren, abtropfen lassen. Übrige Sojasauce, Essig, Mirin, Sake und Zucker unter Rühren aufkochen.

MARINIERTE Tofuwürfel und Gemüse dekorativ anrichten, mit der heißen Sauce begießen.

Scharfe Reis-Mango-Päckchen

exotisch • vitaminreich

Für 4 Personen

150 g Risotto-Reis (Avorio oder Vialone)
1 EL Sesam- oder Erdnußöl
300 ml Gemüsebrühe
Salz
4 Frühlingszwiebeln
1 Limette
1 frische rote Chilischote (etwa 6 cm lang)
1 reife Mango
12 Reisteigblätter (Ø 16 cm, etwa 80 g, Asienladen)

Zubereitungszeit: 50 Min.

Pro Person etwa:
5 g E/ 4 g F/ 48 g KH
251 kcal

Reis im Öl unter Rühren 2 Min. andünsten. Brühe dazugeben, salzen und zugedeckt bei schwacher Hitze in 25 Min. ausquellen lassen.

Inzwischen die Frühlingszwiebeln waschen, putzen und sehr fein hacken. Die Limette heiß abspülen, abtrocknen. Die Schale fein abreiben, den Saft auspressen. Chilischote putzen, längs halbieren und entkernen. Die Schote waschen, in winzige Würfel schneiden.

Von den Zwiebeln 2 EL mit 2 EL Limettensaft und etwas Chillie vermischen, diese Marinade beiseite stellen. Übrige Frühlingszwiebeln, restlichen Chillie und den übrigen Limettensaft unter den Reis rühren.

Mango schälen und das Fruchtfleisch in großen Stücken vom Stein abschneiden. Etwa die Hälfte in dekorative Spalten schneiden, die andere Hälfte klein würfeln, unter den Reis heben.

Reisteigblätter nebeneinander auf nasse Geschirrtücher legen, mit Wasser besprühen und mit weiteren nassen Geschirrtüchern bedecken. In 10–15 Min. weich und formbar werden lassen.

Reispapier jeweils mit gut 1 EL der Reismasse belegen. Zwei Seiten über die Füllung schlagen und das Blatt dann zu einem Päckchen formen. (Nach Belieben mit blanchierten Lauchstreifen verschnüren.) Reispäckchen und Mangospalten zusammen anrichten, die Marinade getrennt dazu servieren.

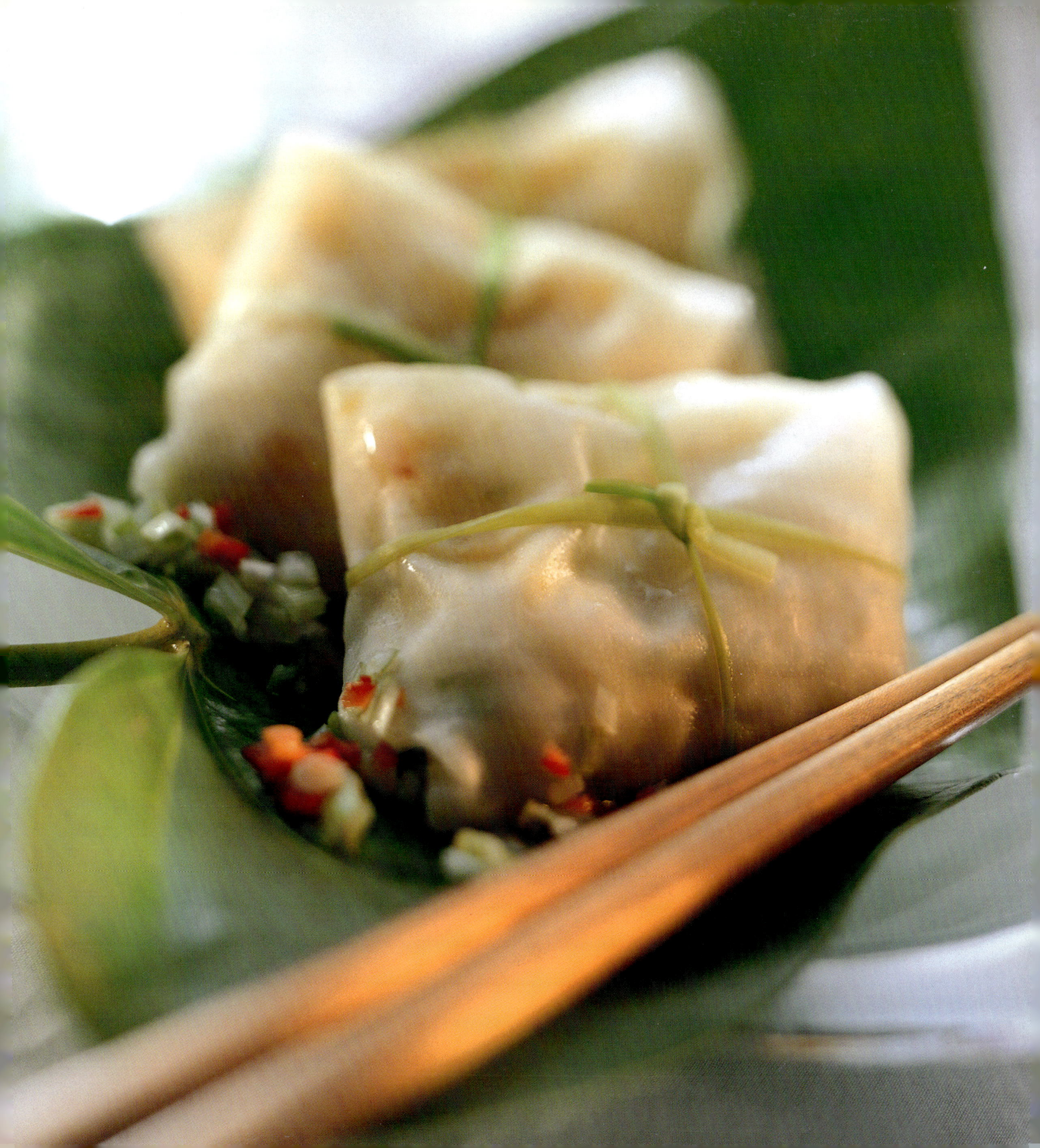

Garnelen-Wan-Tans

für die gute Laune • für Gäste

FÜR 4 PERSONEN

16 Wan-Tan-Blätter (Ø 18 cm, tiefgekühlt; Asienladen)
200 g rohe geschälte Garnelen
50 g fetter grüner Speck
50 g Bambussprossen (aus der Dose)
1 Frühlingszwiebel
1 TL frisch geriebener Ingwer
1 TL Speisestärke
2 TL Sesamöl
1 Prise Zucker
Salz
schwarzer Pfeffer

ZUBEREITUNGSZEIT: 30 MIN. (OHNE AUFTAUZEIT)

Pro Person etwa:
17 g E/ 9 g F/ 19 g KH
230 kcal

WAN-TAN-BLÄTTER auftauen lassen.

INZWISCHEN Garnelen, Speck und die abgetropften Bambussprossen fein hacken oder im Blitzhacker so zerkleinern, daß man noch Stückchen sehen kann. Die Frühlingszwiebel waschen, putzen und ebenfalls fein hacken.

ALLE gehackten Zutaten und den Ingwer vermischen. Die Stärke und 1 TL Sesamöl unterrühren, die Masse mit Zucker, Salz und Pfeffer würzen.

WAN-TAN-BLÄTTER jeweils in der Mitte mit 1 TL Füllung belegen. Den Teig zwischen Daumen und Zeigefinger halten, den Teig von beiden Seiten hochschlagen und über der Füllung fest zusammendrücken.

WAN-TANS so in ein Dämpfkörbchen oder auf einen Dämpfeinsatz setzen, daß sie sich nicht berühren. Mit dem übrigen Sesamöl beträufeln, portionsweise in einem passenden Topf zugedeckt über einer Handbreit kochendem Wasser in etwa 10 Min. dämpfen.

DAZU eine fertige Chilisauce servieren.

TIP! Die Wan-Tans können Sie auch in einer klaren, leicht köchelnden Hühnerbrühe mit etwas feingeschnittenem Gemüse gar ziehen lassen und dann als Suppe servieren.

Gemüserollen mit Garnelen

gut gegen Streß • für Gäste

FÜR 4 PERSONEN

24 Reisteigblätter (Ø 16 cm, etwa 160 g, Asienladen)
200 g Salatgurke
2 kleine Möhren
2 Stangen Sellerie
3 Frühlingszwiebeln
3 Zweige Minze
100 g gegarte geschälte Tiefseegarnelen
Salz · weißer Pfeffer
1 Msp. Zucker · 2–3 EL Zitronensaft
2 EL Weißweinessig · 1 Msp. Dijon-Senf
4 EL kaltgepreßtes Sonnenblumenöl

ZUBEREITUNGSZEIT: 35 MIN.

Pro Person etwa:
9 g E/ 9 g F/ 27 g KH
223 kcal

REISTEIGBLÄTTER nebeneinander auf nasse Küchentücher legen, mit Wasser besprühen und mit weiteren nassen Küchentüchern bedecken. In 10–15 Min. weich und formbar werden lassen.

INZWISCHEN das Gemüse waschen oder putzen. Gurke längs halbieren und entkernen. Mit Möhren und Sellerie mit einem Messer oder Julienneschneider in sehr feine, kurze Streifen schneiden. Die Frühlingszwiebeln in feine Ringe schneiden.

VOM Gemüse 2 EL abnehmen, winzig klein würfeln und beiseite stellen. Minze waschen, trockentupfen und die Blättchen in feine Streifen schneiden.

GEMÜSESTREIFEN, Zwiebeln, Minze und Garnelen vermengen und mit Salz, Pfeffer, Zucker und Zitronensaft würzen.

JEWEILS 2 Teigblätter übereinanderlegen und 1 EL Füllung daraufgeben. Zuerst das untere Ende über die Füllung klappen, dann die Seiten darüberschlagen. Von unten her fest zu einer Rolle formen. Bis zum Servieren mit einem feuchten Tuch bedecken und kühl aufbewahren.

RÖLLCHEN mit den Gemüsewürfelchen bestreuen. Essig mit Salz, Pfeffer, Senf und Öl kräftig verschlagen und mit den Röllchen servieren.

TIP! Die Gemüserollen werden mit etwas Marinade beträufelt und mit der Hand gegessen.

Matjeshäckerle auf Kartoffelscheiben

reich an essentiellen Fettsäuren

Für 4 Personen

3–4 gleichmäßig runde festkochende Kartoffeln
4 Matjesfilets
1/2 Bund Radieschen
1/2 Bund Schnittlauch
1–2 EL Zitronensaft
weißer Pfeffer
3 Zweige Dill
1 EL Crème fraîche

Zubereitungszeit: 45 Min.

Pro Person etwa:
15 g E/ 19 g F/ 12 g KH
285 kcal

Kartoffeln waschen und mit der Schale in einem weiten Topf zugedeckt in wenig Wasser in etwa 25 Min. nicht zu weich kochen.

Inzwischen für das Häckerle die Matjesfilets kurz waschen, gut trockentupfen und noch vorhandene Gräten mit einer Pinzette herausziehen. Die Filets mit einem scharfen Messer zuerst in dünne Scheiben, dann in kleine Würfelchen schneiden. Die Radieschen waschen, putzen, abtrocknen und ebenfalls sehr klein würfeln. Den Schnittlauch waschen, trockentupfen und in feine Röllchen schneiden.

Matjeswürfel mit den Radieschenwürfeln, Schnittlauchröllchen und 1 EL Zitronensaft vermischen. Das Häckerle mit Pfeffer würzen, zugedeckt im Kühlschrank etwa 20 Min. durchziehen lassen.

Inzwischen Dill waschen, trockentupfen und die Spitzen abzupfen. Kartoffeln abgießen, kurz ausdampfen lassen und pellen, dann in 1 1/2 cm dicke Scheiben schneiden.

Matjeshäckerle nochmals durchmengen und eventuell mit Pfeffer und Zitronensaft nachwürzen. Auf die noch warmen Kartoffelscheiben verteilen. Jeweils 1 kleinen Klecks Crème fraîche darauf setzen und mit Dillspitzen verzieren.

Tip! Statt Dillspitzen sieht auch Schnittlauch, in 3–4 cm lange Stücke geschnitten, hübsch als Deko aus.

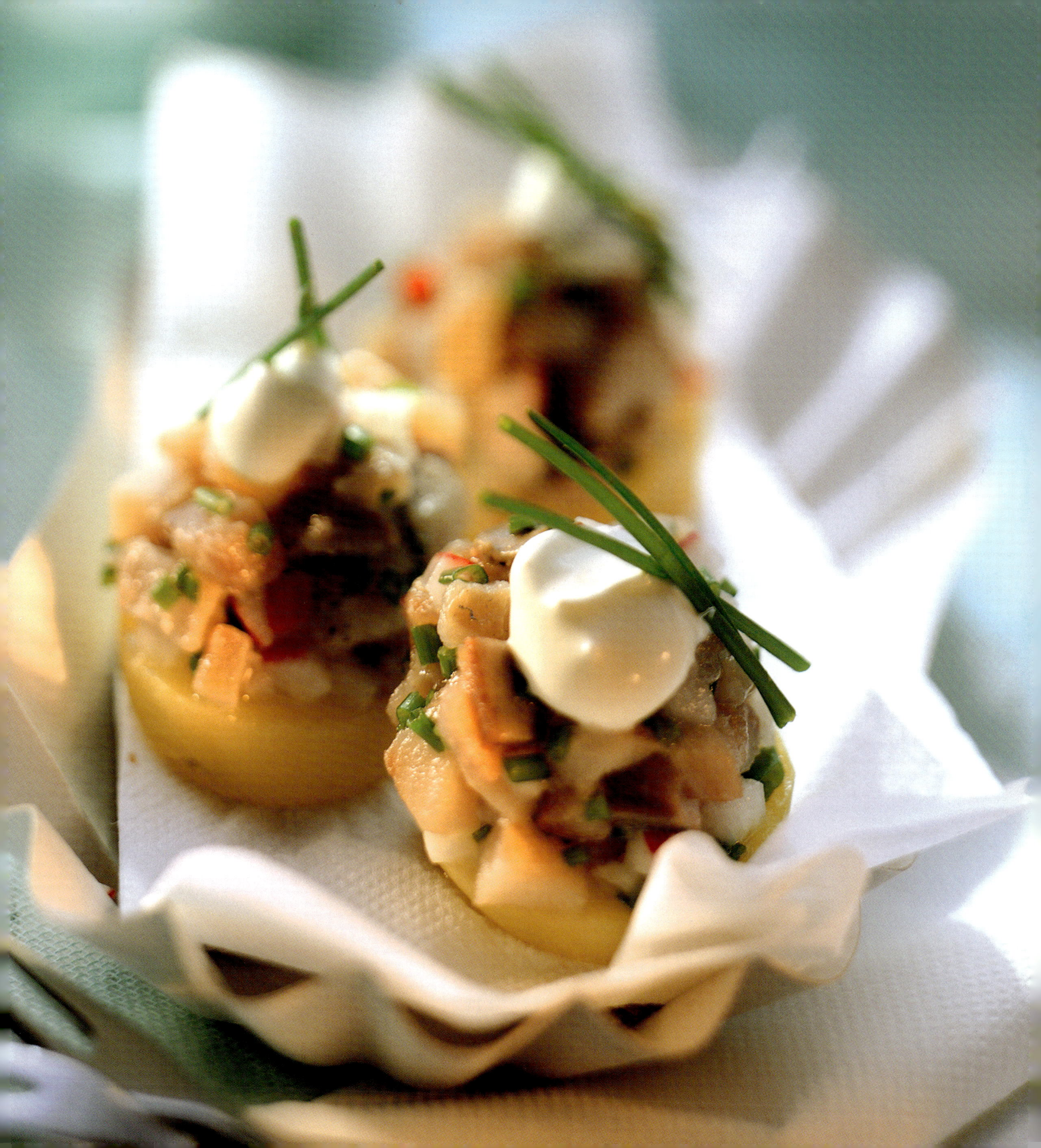

Gefüllte Spitzpaprika

gut für die Konzentration

Für 4 Personen

8 kleine rote, längliche Paprikaschoten
50 g Rundkornreis
Salz
50 g gekochter Vorderschinken
1 EL Pistazienkerne
100 g Feta (Schafkäse)
1 Ei
3 EL Sahne
weißer Pfeffer
1/8 l Gemüsebrühe
2 Zweige Thymian
2 EL Olivenöl

Zubereitungszeit: 45 Min.
Backzeit: 30 Min.

Pro Person etwa:
13 g E/ 18 g F/ 18 g KH
290 kcal

Paprikaschoten auf ein Backblech legen und im Backofen bei höchster Hitze oder unter dem Grill so lange backen, bis die Haut Blasen wirft und sich leicht bräunt.

Schoten anschließend für 15 Min. unter ein nasses Geschirrtuch legen. Inzwischen den Reis in Salzwasser 10 Min. kochen, abgießen und gut abtropfen lassen. Die Haut von den Paprika ablösen. Die Schoten jeweils längs ein- aber nicht durchschneiden und das Kerngehäuse vorsichtig entfernen.

Backofen auf 175° schalten. Den Schinken in kleine Würfel schneiden. Die Pistazien hacken.

Feta mit einer Gabel zerdrücken und mit Reis, Schinken, Ei, Sahne und Pistazien vermischen. Die Füllung mit Salz und Pfeffer abschmecken. Vorsichtig in die Paprikaschoten füllen und die Öffnungen zusammendrücken.

Gemüsebrühe und Thymian in eine feuerfeste Form geben, die Schoten mit der Öffnung nach oben nebeneinander hineinlegen und mit Öl beträufeln. Die Schoten im Ofen (Mitte, Umluft 150°) 30 Min. garen.

Gefüllte Paprika auf vorgewärmte Teller setzen und mit etwas Brühe umgießen.

Dazu schmeckt kräftiges dunkles Bauernbrot.

Artischocken mit Zitronen-Frischkäse-Dip

für den Sonntag • vitaminreich

Für 4 Personen

2 Zitronen (davon 1 unbehandelt)
4 große Artischocken
Salz
100 g Buttermilch-Frischkäse
4 EL Sahne oder Milch
1 EL kaltgepreßtes Olivenöl
1 EL frisch gehackte Kräuter (z. B. Estragon, Kerbel, Petersilie)

Zubereitungszeit: 50 Min.

Pro Person etwa:
8 g E/ 5 g F/ 9 g KH
95 kcal

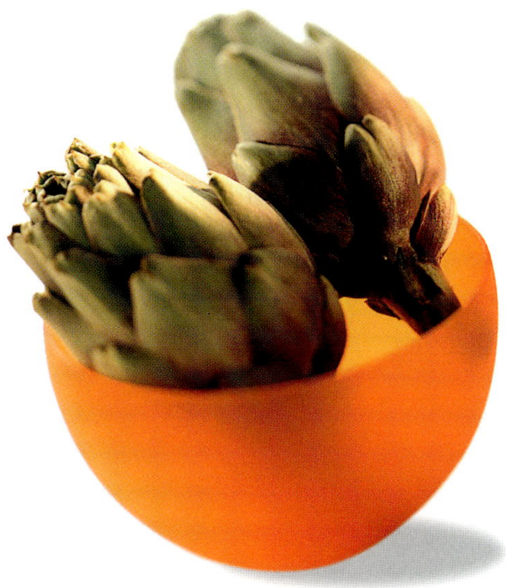

Unbehandelte Zitrone heiß abspülen, abtrocknen, die Schale fein abreiben und beiseite stellen. Beide Zitronen auspressen.

Artischocken waschen, Stiele dicht unter dem Blattansatz abschneiden oder abbrechen. Die Schnittstellen sofort mit etwas Zitronensaft bepinseln. Äußere, unansehnliche Blätter entfernen. Von den übrigen Blättern mit einer Schere die Spitzen gerade abschneiden.

Reichlich leicht gesalzenes Wasser mit 4 EL Zitronensaft zum Kochen bringen. Die Artischocken darin je nach Größe 30–40 Min. zugedeckt köcheln lassen. Zur Garprobe ein Blatt herauszupfen, es muß sich leicht lösen.

Inzwischen den Frischkäse mit Sahne oder Milch und Öl glattrühren. Vom übrigen Zitronensaft 1 EL, die Zitronenschale und die Kräuter daruntermischen. Den Dip mit Salz und eventuell restlichem Zitronensaft abschmecken.

Artischocken aus dem Wasser heben, mit dem Boden nach oben kurz abtropfen lassen. Noch warm mit dem Zitronendip servieren.

Tip! Die äußeren fleischigen Blätter zupft man ab, taucht die Enden in den Dip und zieht das weiche Fleisch mit den Zähnen von den Blättern. Das Heu mit den letzten inneren Blättern vom Boden lösen. Den Boden selbst in Stücke schneiden und mit dem Dip genießen.

Basilikum-Mousse

gut für die Konzentration

Für 4 Personen

250 g mehligkochende Kartoffeln
1 EL Pinienkerne
8–10 Zweige Basilikum
125 g Buttermilch-Frischkäse
Salz
weißer Pfeffer
100 g Sahne
500 g Tomaten
1 EL Aceto Balsamico (Balsamessig)
2 EL kaltgepreßtes Olivenöl

Zubereitungszeit: 30 Min.
Kühlzeit: 2 Std.

Pro Person etwa:
10 g E/ 14 g F/ 14 g KH
220 kcal

Kartoffeln waschen, mit Schale in wenig Wasser zugedeckt in 20–25 Min. gar kochen.

Inzwischen die Pinienkerne in einem Pfännchen ohne Fett bei mittlerer Hitze goldgelb rösten. Das Basilikum waschen, trockentupfen und die Blättchen (bis auf ein paar zum Garnieren) fein hacken.

Gekochte Kartoffeln abgießen, ausdampfen lassen und pellen. Noch heiß durch die Kartoffelpresse drücken. Geröstete Pinienkerne, gehacktes Basilikum und den Frischkäse darunterrühren. Die Masse mit Salz und Pfeffer würzen, auskühlen lassen.

Sahne steif schlagen, unter die Basilikum-Masse heben. Die Mousse zugedeckt mindestens 2 Std. kalt stellen.

Tomaten vor dem Servieren waschen, abtrocknen und quer in Scheiben schneiden, dekorativ auf kleinen Tellern auslegen. Tomatenscheiben leicht salzen, pfeffern, mit Essig und Öl beträufeln. Die Mousse mit einem Eis-Portionierer zu 4 Bällchen formen, in die Mitte der Tomaten setzen und mit den übrigen Basilikumblättchen garnieren. Bald servieren.

Tip! Wenn es schnell gehen soll, die Kartoffelmasse aus 40 g Kartoffelpüreeflocken und je 100 ml Wasser und Milch zubereiten.

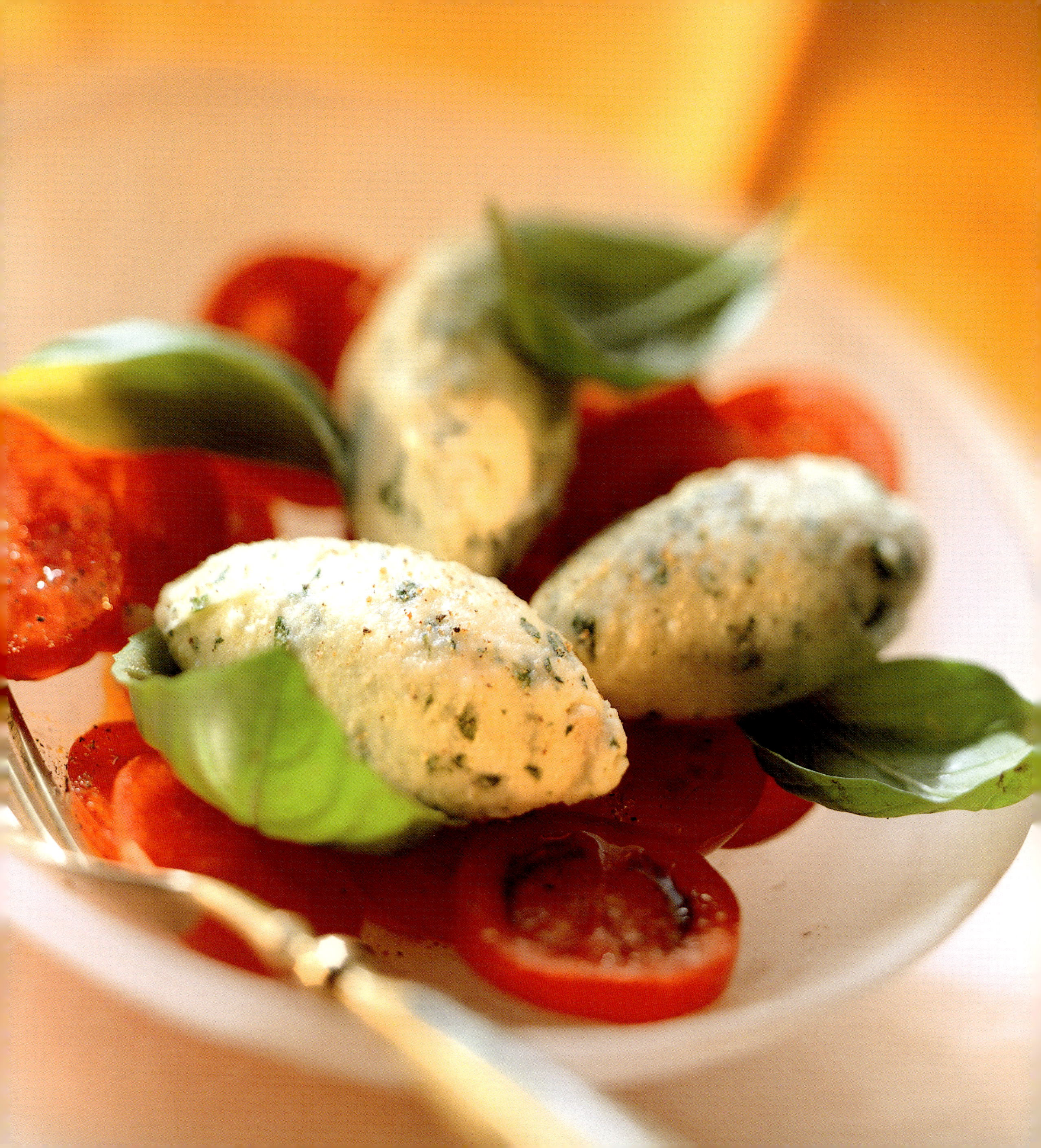

SALATE UND KALTES*

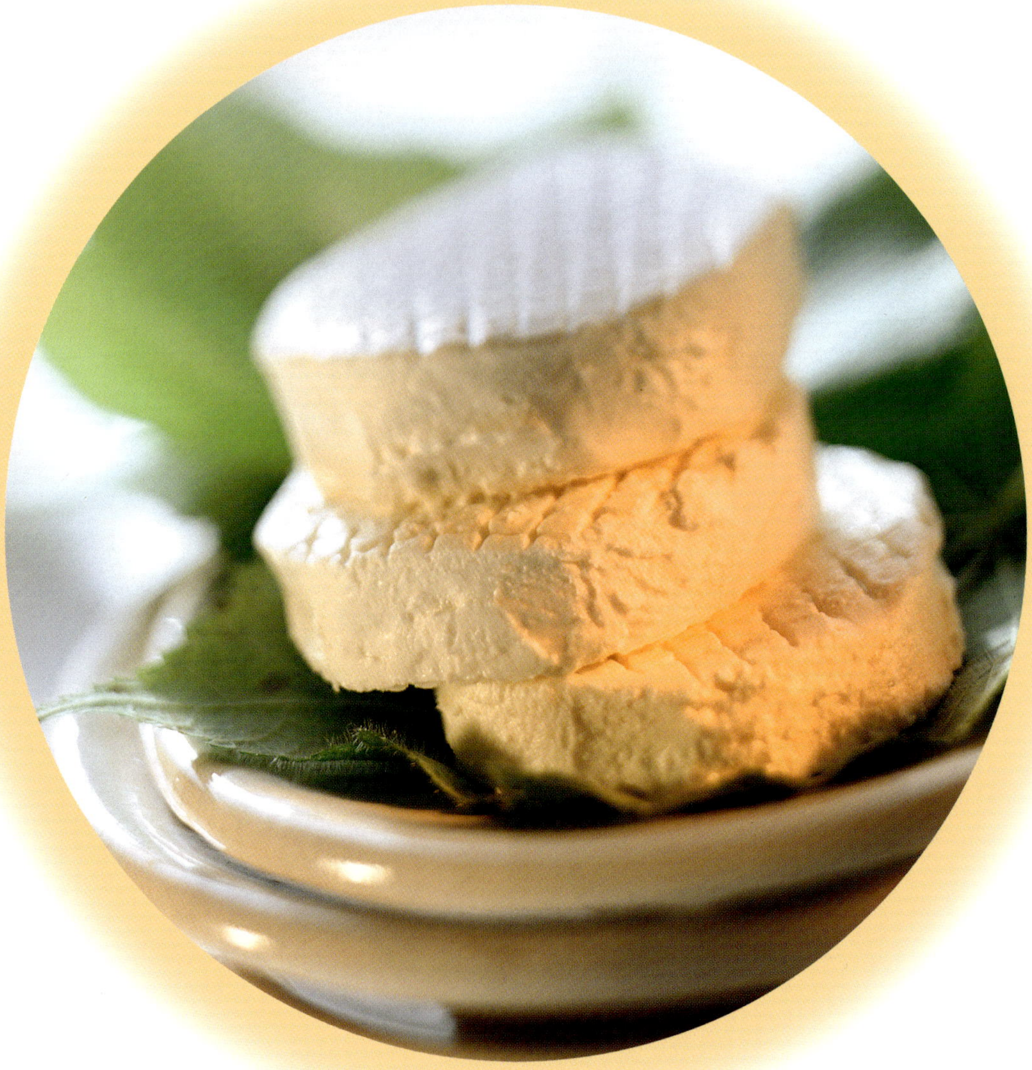

*

JEDE Menge Wertvolles haben knackig frische Salate zu bieten. Köstlich ergänzt durch Kräuter, Nüsse, Käse, Fisch. Als Rohkost sind Salate besonders zu empfehlen, da sie noch alle Vitalstoffe enthalten, die beim Erhitzen größtenteils verlorengehen. Entscheiden Sie sich bei Blattsalaten und Gemüse möglichst immer für Saisonprodukte aus ökologischem Anbau.

FÜR das Dressing gilt: Leicht muß es sein. Mit Joghurt oder Dickmilch und wenig Öl gelingt Ihnen das auf feinste Art. Besonders günstig fürs Gehirn sind kaltgepreßte, unraffinierte Öle, die reichlich ungesättigte Fettsäuren enthalten, wie Raps-, Nuß- oder Sojaöl sowie Sonnenblumen-, Oliven- und Maiskeimöl.

LIEBHABER der kalten Küche finden in diesem Kapitel eine Auswahl von kleinen, leichten Gerichten für das Mittag- oder Abendessen, die ihnen allesamt viel von den Wirkstoffen liefern, die die Funktion des Gehirns günstig beeinflussen, es fit machen.

Spinatsalat mit Buchweizen und Putenbrust

raffiniert • vitaminreich

Für 4 Personen

1 Schalotte
2 EL Erdnuß- oder Sonnenblumenöl
150 g Buchweizen
3/8 l Gemüsebrühe
400 g Putenbrustfilet
Salz · weißer Pfeffer
300 g Blattspinat
2 mittelgroße Tomaten
1 Bund Schnittlauch
150 g Egerlinge
3 EL Himbeer- oder Sherryessig
1/2–1 EL flüssiger Honig
3 EL Walnußöl

Zubereitungszeit: 30 Min.

Pro Person etwa:
33 g E/ 17 g F/ 45 g KH
455 kcal

Schalotte schälen und sehr fein würfeln. In einem Topf 1 EL Erdnuß- oder Sonnenblumenöl erhitzen, die Schalotte und den Buchweizen darin andünsten. Brühe dazugießen, aufkochen und den Buchweizen zugedeckt bei schwacher Hitze etwa 20 Min. quellen lassen.

Inzwischen das Putenbrustfilet trockentupfen, im übrigen Erdnuß- oder Sonnenblumenöl in einer beschichteten Pfanne bei mittlerer Hitze rundherum 8–10 Min. braten. Salzen und pfeffern.

Spinat verlesen, gründlich waschen und gut abtropfen lassen. Tomaten waschen und würfeln, dabei die Stielansätze entfernen. Den Schnittlauch waschen und in feine Röllchen schneiden. Egerlinge putzen und in Scheiben schneiden.

Essig, Honig, Salz und Pfeffer für die Marinade verrühren, das Walnußöl darunterschlagen, dann den Schnittlauch hinzufügen.

Putenbrustfilet schräg in Scheiben schneiden. Mit Spinat, Buchweizen, Tomaten und Pilzen dekorativ auf Tellern anrichten und mit der Marinade beträufeln.

Rettich-Radieschen-Rohkost

schnell • mineralstoffreich

FÜR 4 PERSONEN

1/2 weißer Rettich (etwa 350 g)
1 Bund Radieschen · Salz
100 g Radicchio · 1 EL Zitronensaft
2 EL Apfelessig · 1 EL kaltgepreßtes Rapsöl
4 EL Joghurt · 4 Walnußkerne
2 TL geschälte Sesamsamen
weißer Pfeffer · 1 Bund Schnittlauch

ZUBEREITUNGSZEIT: 20 MIN.

Pro Person etwa:
2 g E/ 5 g F/ 4 g KH
65 kcal

RETTICH und Radieschen waschen. Rettich schälen, Radieschen putzen. Beides auf der Gemüsereibe in hauchdünne Scheiben schneiden. Mit etwas Salz bestreuen und abgedeckt kurz ziehen lassen.

RADICCHIO waschen, putzen und in Stücke zupfen. Mit Rettich und Radieschen vermengen.

ZITRONENSAFT, Essig, Öl und Joghurt verrühren. Die Walnüsse fein hacken, mit dem Sesam zur Marinade geben. Mit Pfeffer abschmecken, unter die Rohkost heben. Schnittlauch waschen, in Röllchen schneiden und darüber streuen.

Rucola-Papaya-Salat

würzig • vitaminreich

FÜR 4 PERSONEN

2 Bund Rucola · 1 kleine rote Zwiebel
1 reife Papaya
1 EL Zitronensaft · 2 EL Sherryessig
1 EL Walnußöl · 4 EL Gemüsebrühe
1 Msp. Senf · weißer Pfeffer
Salz · 1 EL ungesalzene Erdnüsse

ZUBEREITUNGSZEIT: 20 MIN.

Pro Person etwa:
2 g E/ 5 g F/ 6 g KH
60 kcal

RUCOLA verlesen, waschen und gut abtropfen lassen. Die Zwiebel schälen, halbieren und in hauchdünne Halbringe schneiden. Papaya schälen, längs vierteln und entkernen. Die Viertel quer in dünne Scheiben schneiden, mit Zitronensaft beträufeln. Alles auf vier flachen Tellern dekorativ anrichten.

ESSIG, Öl, Brühe, Senf, etwas Pfeffer und Salz zu einer Marinade verrühren, abschmecken. Die Marinade über die Zutaten träufeln. Erdnüsse hacken und den Salat damit bestreuen.

Melonensalat mit Ziegenkäse

mineralstoffreich • im Bild

Für 4 Personen

100 g Rucola · Salz · Pfeffer
2 EL Sherryessig · 3 EL Orangensaft
4 EL kaltgepreßtes Olivenöl
1 reife gekühlte Kantalup-Melone (etwa 500 g)
1 TL Öl · 4 kleine Ziegenfrischkäse
100 g roher Schinken in hauchdünnen Scheiben

Zubereitungszeit: 25 Min.

Pro Person etwa:
14 g E/ 25 g F/ 5 g KH
280 kcal

Rucola verlesen, waschen und abtropfen lassen. Aus Salz, Pfeffer, Sherryessig, Orangensaft und Öl eine Marinade rühren, mit dem Rucola vermischen. Die gekühlte Melone halbieren, entkernen und in Spalten schneiden. Das Fruchtfleisch herausschälen und würfeln.

Eine beschichtete Pfanne mit Öl ausstreichen. Den Ziegenkäse darin bei mittlerer Hitze warm werden lassen, aber nicht bräunen, dabei mehrmals wenden.

Rucolasalat mit Melone, Schinken und Käse dekorativ anrichten.

Kohlrabisalat mit Gorgonzoladressing

gelingt leicht • vitaminreich

Für 4 Personen

600 g Kohlrabi · 1 Birne
2 EL Zitronensaft · 1 Kopf Radicchio
100 g Gorgonzola · 6 EL Joghurt
2 EL frisch gehackte Petersilie
2 EL gemahlene Wal- oder Haselnüsse
schwarzer Pfeffer · Salz

Zubereitungszeit: 30 Min.

Pro Person etwa:
7 g E/ 11 g F/ 10 g KH
160 kcal

Kohlrabi schälen, vierteln und in hauchdünne Scheiben hobeln oder schneiden. Birne waschen, vierteln, entkernen und in dünne Scheiben schneiden, mit Zitronensaft beträufeln.

Radicchio waschen, putzen, abtropfen lassen, in Stücke zupfen und auf Teller verteilen. Kohlrabi und Birnen dekorativ darauf anrichten.

Gorgonzola fein zerdrücken und mit dem Joghurt glattrühren. Petersilie und Nüsse untermischen, mit Pfeffer und wenig Salz abschmecken. Das Dressing über den Salat träufeln und mit gehacktem Kohlrabigrün bestreuen.

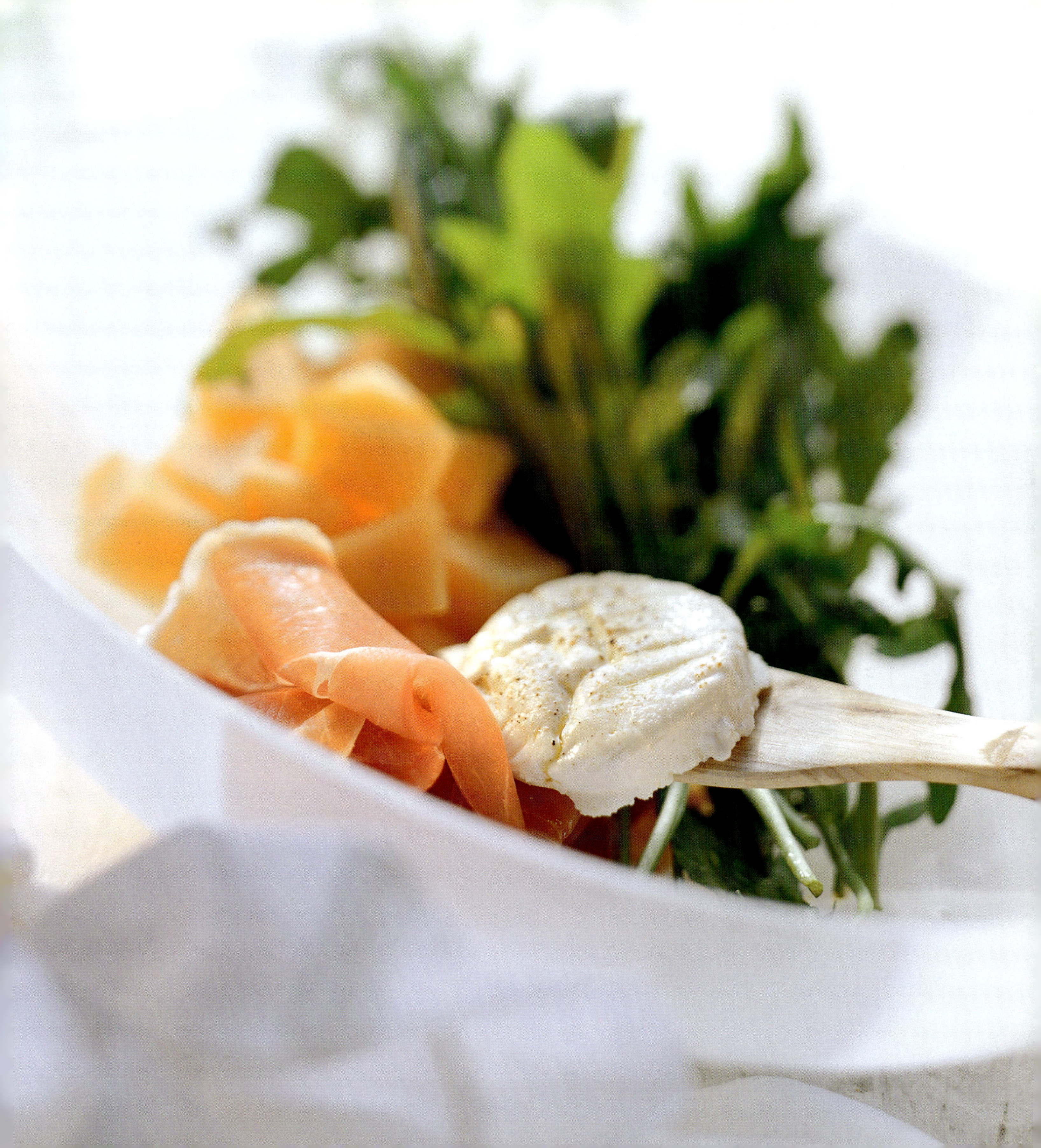

Fruchtiger Sommersalat

erfrischend • gut für die Konzentration

FÜR 4 PERSONEN

400 g gemischte Blattsalate
(z. B. Frisée, Batavia,
Romana, Löwenzahn)
2 Frühlingszwiebeln
150 g Cocktailtomaten
2 reife blaue Feigen
150 g Himbeeren
150 g Gouda am Stück
100 g saure Sahne
1 TL Weizenkeimöl
1/2 TL scharfer Senf
Salz
weißer Pfeffer
2 EL gemischte Kräuterblättchen (z. B. Kresse,
Estragon, Petersilie)
etwas Zitronensaft

ZUBEREITUNGSZEIT: 25 MIN.

Pro Person etwa:
12 g E/ 14 g F/ 9 g KH
215 kcal

SALATE waschen, putzen, gut abtropfen lassen oder trockenschleudern und in mundgerechte Stücke zupfen. Die Frühlingszwiebeln waschen, putzen und in hauchdünne Scheiben schneiden. Tomaten waschen, abtrocknen und je nach Größe halbieren oder vierteln.

FEIGEN waschen, behutsam mit Küchenpapier abreiben und mit der Schale in Achtel schneiden. Die Himbeeren verlesen und nur, falls nötig, kurz waschen. Den Käse in kurze Stifte schneiden.

ALLE vorbereiteten Zutaten in einer Schüssel vermengen. Aus saurer Sahne, Öl, Senf, etwas Salz und Pfeffer eine Marinade rühren, die Kräuter daruntermischen. Die Marinade mit Zitronensaft abschmecken, über die Zutaten in der Schüssel gießen und locker unterheben.

SALAT dekorativ auf vier Tellern anrichten und sofort servieren.

TIP! Statt Gouda können Sie für den Salat auch anderen Schnittkäse wie Emmentaler, Butterkäse oder milden Tilsiter verwenden.

Fenchel-Möhren-Salat

für Gäste • reich an Beta-Carotin

Für 4 Personen

12 getrocknete Aprikosen (etwa 75 g)
8 EL Apfelsaft
800 g Fenchel
800 g Möhren
Salz
200 g Blattspinat
125 g cremige saure Sahne
3–4 EL Himbeeressig
1 TL geriebener Meerrettich (aus dem Glas)
schwarzer Pfeffer
6 dünne Scheiben Frühstücksspeck
1 EL Sonnenblumenöl

Zubereitungszeit: 30 Min.

Pro Person etwa:
21 g E/ 16 g F/ 32 g KH
345 kcal

Getrocknete Aprikosen mit 4 EL Apfelsaft übergießen und einweichen.

Fenchel putzen, das Grün beiseite legen. Die Knollen waschen, längs halbieren und quer in 1 cm dicke Streifen schneiden. Möhren schälen, je nach Größe längs halbieren oder vierteln, in 3 cm lange Stücke schneiden. Beides in kochendem Salzwasser 3 Min. blanchieren. Kalt abschrecken und abtropfen lassen.

Blattspinat verlesen und waschen, die Stiele entfernen. Spinat in kochendem Salzwasser einmal aufwallen lassen. In ein Sieb abgießen, kalt abschrecken. Gut ausdrücken und grob hacken.

Saure Sahne und Spinat in einem hohen Rührbecher pürieren. Himbeeressig, übrigen Apfelsaft und den Meerrettich unterrühren. Den Spinatdip mit Salz und frisch gemahlenem Pfeffer abschmecken.

Aprikosen abtropfen lassen, trockentupfen. Speckscheiben quer halbieren. In jede Speckhälfte 1 Aprikose wickeln, in einer beschichteten Pfanne im heißen Öl bei mittlerer Hitze rundherum goldbraun braten.

Fenchel und Möhren vermengen, auf Tellern anrichten und mit dem Spinatdip beträufeln. Mit Speck-Aprikosen und Fenchelgrün garnieren.

Gemüsesalat mit Weizenkörnern

gut für die Konzentration

Für 4 Personen

200 g Weizenkörner
1 Zucchino (etwa 200 g)
1 gelbe Paprikaschote
2 Tomaten
1 rote Zwiebel
1 EL Zitronensaft
2–3 EL Weißweinessig
1 TL Senf
2 EL kaltgepreßtes Sonnenblumenöl
Salz · schwarzer Pfeffer
1 kleine Knoblauchzehe
1 Kästchen Gartenkresse
1 Bund Schnittlauch

Einweichzeit: über Nacht
Zubereitungszeit: 1 Std.
Marinierzeit: 1 Std.

Pro Person etwa:
7 g E/ 5 g F/ 35 g KH
215 kcal

Weizenkörner in einem Sieb waschen. Mit 1 1/2 l Wasser in einen Topf geben und zugedeckt über Nacht einweichen.

Körner am nächsten Tag zugedeckt im Einweichwasser aufkochen und bei schwacher Hitze in etwa 40 Min. weich garen. In ein Sieb abgießen, mit kaltem Wasser abschrecken und abtropfen lassen. Die Körner auf ein sauberes Küchentuch geben und trockentupfen.

Zucchino und Paprikaschote waschen, putzen und fein würfeln. Tomaten waschen, abtrocknen, quer halbieren, entkernen und das Fruchtfleisch ebenfalls fein würfeln. Die Zwiebel schälen, vierteln, in hauchfeine Streifen schneiden und mit Zitronensaft beträufeln. Gemüse und Weizenkörner in einer Schüssel vermengen.

Für die Marinade 2 EL Essig, Senf, Öl, etwas Salz und Pfeffer kräftig verschlagen. Den Knoblauch schälen und dazupressen. Marinade mit dem Salat vermischen und zugedeckt 1 Std. durchziehen lassen.

Kresse und Schnittlauch waschen, Kresseblättchen abschneiden, Schnittlauch in feine Röllchen schneiden. Den Salat mit Salz, Pfeffer und übrigem Essig abschmecken, Kresse und Schnittlauch unterheben oder darauf verteilen.

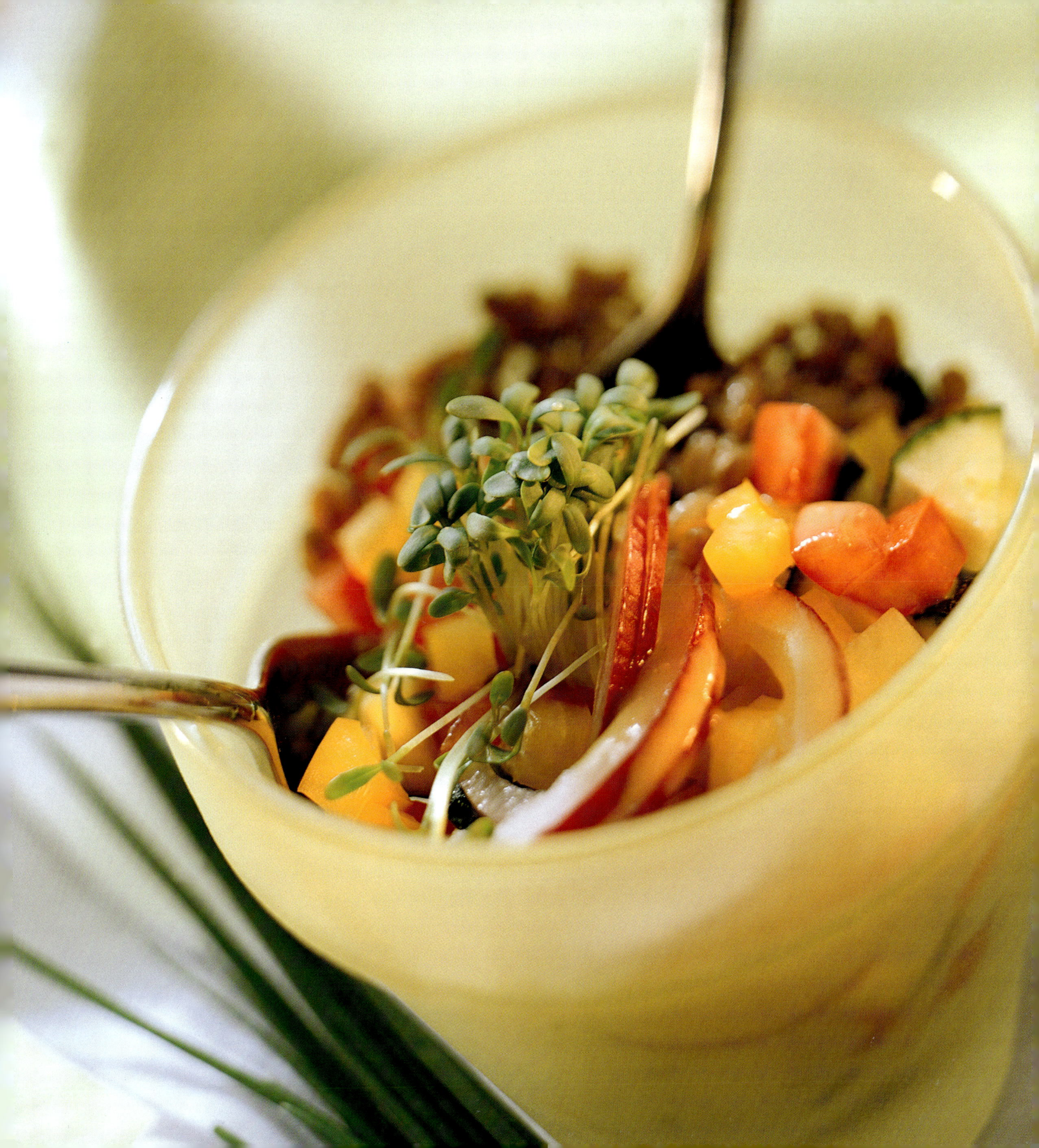

Kartoffelsalat mit Gurke und Krabben

für den Sonntag • vitaminreich

Für 4 Personen

600 g festkochende Kartoffeln
Salz
200 g Salatgurke
3 Frühlingszwiebeln
1 Bund Dill
3 EL Sherryessig
6–8 EL Gemüsebrühe
1 Msp. Zucker
weißer Pfeffer
6 EL kaltgepreßtes Sonnenblumenöl
150 g ausgelöstes Krabbenfleisch
(z. B. Nordseekrabben)

Zubereitungszeit: 40 Min.

Pro Person etwa:
11 g E/ 13 g F/ 24 g KH
260 kcal

Kartoffeln gründlich waschen und mit der Schale in leicht gesalzenem Wasser zugedeckt in 25–30 Min. gar kochen.

Inzwischen die Gurke schälen, längs halbieren, entkernen und klein würfeln. Die Frühlingszwiebeln waschen, putzen und in feine Ringe schneiden. Den Dill waschen, trockentupfen und (bis auf ein paar Spitzen zum Garnieren) grob hacken.

Sherryessig mit Gemüsebrühe, 1 kräftigen Prise Salz, Zucker, Pfeffer und Öl gründlich zu einer Marinade verrühren.

Kartoffeln abgießen, kurz ausdampfen lassen und pellen. Anschließend in Scheiben schneiden. Kartoffeln, Gurke, Frühlingszwiebeln und Krabben zur Marinade geben und alles gut vermischen.

Salat mit Salz, Pfeffer und eventuell noch etwas Essig abschmecken, den gehackten Dill daruntermischen. Kartoffelsalat auf Tellern anrichten und mit Dillspitzen garnieren.

Tip! Sie können anstatt Krabben auch kleine rohe Garnelenschwänze nehmen, in 2 EL Öl braten und vor dem Servieren noch warm auf dem Salat verteilen.

Grüner Kartoffelsalat mit Räucherlachs

gut gegen Streß • für Gäste

Für 4 Personen

750 g festkochende Kartoffeln
1 Zwiebel
1/8 l Gemüsebrühe
1 Handvoll Brunnenkresse (oder 2 Kästchen Gartenkresse)
2–3 grüne Salatblätter (z. B. Batavia, Romana)
Salz · schwarzer Pfeffer
4 EL frisch gehackte gemischte Kräuter (z. B. Petersilie, Schnittlauch, Dill, Basilikum, Kerbel)
2 EL kleine Kapern
6 EL Weißweinessig
2–3 EL Kürbiskernöl (ersatzweise Traubenkern- oder Olivenöl)
1 Prise Zucker
200 g Räucherlachs

Zubereitungszeit: 40 Min.

Pro Person etwa:
19 g E/ 16 g F/ 28 g KH
335 kcal

Kartoffeln waschen und mit der Schale in wenig Wasser bei mittlerer Hitze zugedeckt in 25–30 Min. gar kochen.

Inzwischen die Zwiebel schälen und sehr fein würfeln. Die Gemüsebrühe in einem kleinen Topf aufkochen, die Zwiebel hinzufügen und darin zugedeckt 3 Min. köcheln lassen. Brunnenkresse und Salatblätter putzen, waschen und gut abtropfen lassen. Die Salatblätter in feine Streifen schneiden.

Kartoffeln noch heiß pellen und in gleichmäßig dicke Scheiben schneiden. In eine Schüssel füllen und mit der heißen Zwiebelbrühe übergießen, anschließend leicht salzen und pfeffern. Brunnenkresse, Salat, Kräuter und Kapern auf die Kartoffeln geben.

Essig, Kürbiskernöl, Salz, Pfeffer und Zucker zu einer Marinade verrühren. Über die Zutaten in der Schüssel gießen und alles vorsichtig vermischen. Den Salat mit Salz und Pfeffer abschmecken und auf Teller anrichten.

Räucherlachs in kleinere Stücke oder Streifen schneiden und locker auf dem Kartoffelsalat verteilen.

Tip! Dieser Salat paßt – ohne Lachs – hervorragend zu kurzgebratenem oder gegrilltem Fisch und Fleisch.

Heringssalat mit Bohnen

reich an essentiellen Fettsäuren

Für 4 Personen

400 g ganz kleine Kartoffeln
300 g grüne Bohnen (frisch oder tiefgekühlt)
Salz
1 Schalotte
2 kleine rotschalige Äpfel
2 EL Zitronensaft
8 Bismarckheringsfilets
3 EL Weißweinessig
3 EL Gemüsebrühe
schwarzer Pfeffer
5 EL kaltgepreßtes Sonnenblumenöl
Dillspitzen zum Garnieren

Zubereitungszeit: 30 Min.

Pro Person etwa:
32 g E/ 35 g F/ 23 g KH
530 kcal

Kartoffeln waschen und mit Schale in wenig Wasser in 15–20 Min. gar kochen. Abgießen, abschrecken, pellen und halbieren.

Während die Kartoffeln kochen, frische Bohnen waschen, putzen und schräg in 3 cm lange Stücke schneiden. Frische oder tiefgekühlte Bohnen in sprudelnd kochendem Salzwasser 10 Min. garen. Kalt abschrecken und gut abtropfen lassen.

Schalotte schälen und in hauchdünne Ringe schneiden. Äpfel waschen, trockenreiben, vierteln und vom Kerngehäuse befreien. Apfelviertel in dünne Spalten schneiden und sofort mit dem Zitronensaft vermischen.

Heringsfilets kurz unter kaltem Wasser abspülen, gut trockentupfen und in 3 cm lange Stücke schneiden.

Essig, Gemüsebrühe, Salz, Pfeffer und Öl zu einer Marinade verrühren, abschmecken. Alle Zutaten in einer Schüssel locker mit der Marinade vermischen. Den Salat auf Tellern anrichten, mit Dillspitzen garnieren.

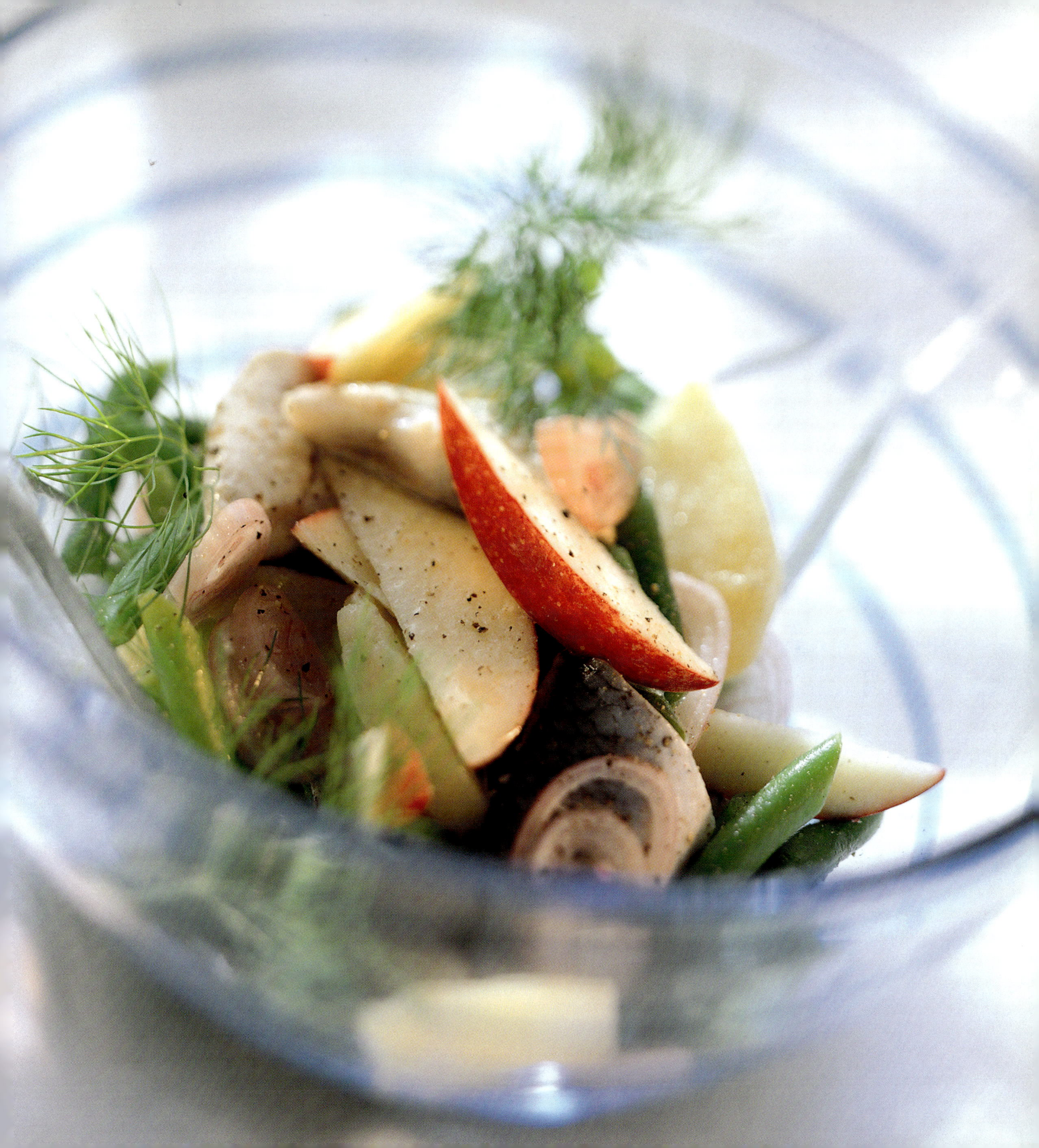

Matjes mit Kräutervinaigrette

gelingt leicht • mineralstoffreich

Für 4 Personen

1/2 Bund Radieschen
2 Frühlingszwiebeln
1/2 Bund Dill
1/2 Bund Petersilie
2 Zweige Estragon
2 EL Kapern
5 EL Weißweinessig
3 EL Orangensaft
Salz
schwarzer Pfeffer
1 Prise Zucker
2 TL mittelscharfer Senf
6 EL Sonnenblumenöl
6–8 Matjesfilets

Zubereitungszeit: 30 Min.

Pro Person etwa:
29 g E/ 36 g F/ 3 g KH
455 kcal

Radieschen und Frühlingszwiebeln waschen und putzen, die Frühlingszwiebeln schräg in sehr dünne Ringe schneiden. Dill, Petersilie und Estragon waschen und trockentupfen. Die Blättchen von den Stielen zupfen und (bis auf ein paar zum Garnieren) fein hacken. 1 EL Kapern nicht zu fein hacken.

Essig, Orangensaft, Salz, Pfeffer, Zucker und Senf kräftig zu einer Vinaigrette verrühren. Dann das Öl darunterschlagen, die Vinaigrette abschmecken. Frühlingszwiebeln und Kräuter unterrühren.

Matjesfilets kurz unter kaltem Wasser abspülen und gut trockentupfen. Nebeneinander auf eine Platte legen und die Kräutervinaigrette darüber löffeln.

Radieschen in möglichst kleine Würfel schneiden und mit den übrigen Kapern über den Fisch streuen, mit Kräuterblättchen garnieren.

Dazu ein dunkles, kräftiges Brot reichen.

Paprika mit Quarkfüllung

reich an Vitamin C • preiswert

Für 4 Personen

4 mittelgroße rote Paprikaschoten
4 Blatt weiße Gelatine
250 g Mixed Pickles (aus dem Glas)
6 EL frisch gepreßter Orangensaft
300 g Magerquark
5–6 EL Milch
3 EL frisch gehackte gemischte Kräuter (z. B. Petersilie, Schnittlauch, Kresse)
Salz
weißer Pfeffer

Zubereitungszeit: 20 Min.
Kühlzeit: 2 Std.

Pro Person etwa:
15 g E/ 1 g F/ 15 g KH
150 kcal

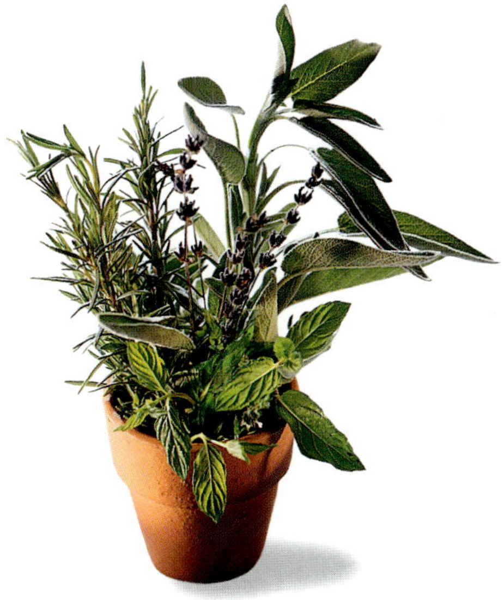

Paprikaschoten waschen und putzen, jeweils eine Kappe abschneiden. Die Schoten vorsichtig aushöhlen, waschen und mit der Öffnung nach unten gut abtropfen lassen.

Gelatine für die Füllung in kaltem Wasser 5 Min. einweichen. Mixed Pickles in einem Sieb abtropfen lassen, anschließend in kleine Stückchen schneiden oder kleinhacken.

Orangensaft leicht erwärmen. Die Gelatine ausdrücken und im Saft auflösen, dann unter kräftigem Rühren unter den Quark mischen. Milch, Mixed Pickles und Kräuter hinzufügen, unterrühren. Die Füllung mit Salz und Pfeffer abschmecken.

Paprika mit der Quarkmasse füllen und die Kappen wieder aufsetzen. Die Schoten einzeln in Frischhaltefolie wickeln und für mindestens 2 Std. in den Kühlschrank legen, damit die Füllung fest wird.

Vor dem Servieren die gefüllten Paprikaschoten in Achtel oder quer in Scheiben schneiden.

Mit kräftigem Vollkornbrot servieren.

Tip! Die Paprikaschoten lassen sich in Folie verpackt gut zum Arbeitsplatz, in die Schule oder zum Picknick mitnehmen.

Roastbeef mit Radieschensauce

für die gute Laune • für Gäste

Für 4 Personen

Für die Sauce:
2 Bund Radieschen (je etwa 300 g)
1 Bund Dill
1 Kästchen Kresse
400 ml Dickmilch
2 EL Crème fraîche
3 TL geriebener Meerrettich (möglichst frisch, ersatzweise aus dem Glas)
Salz · weißer Pfeffer

Außerdem:
6 gleich große Möhren
2 EL kaltgepreßtes Olivenöl
Salz · weißer Pfeffer
200 g Roastbeef-Aufschnitt

Zubereitungszeit: 30 Min.

Pro Person etwa:
17 g E/ 13 g F/ 13 g KH
235 kcal

Radieschen für die Sauce waschen, putzen und auf dem Gemüsehobel in Stifte raspeln. Den Dill waschen, trockenschütteln und (bis auf ein paar Spitzen zum Garnieren) fein schneiden. Die Kresse waschen, Blättchen abschneiden.

Dickmilch, Crème fraîche und 2 TL Meerrettich glattrühren. Radieschenstifte, Dill und Kresse untermischen. Die Sauce mit Salz, Pfeffer und dem übrigen Meerrettich abschmecken.

Möhren putzen, schälen und mit einem Sparschäler der Länge nach in dünne Scheiben schneiden. In einer beschichteten Pfanne im Öl bei schwacher Hitze in 4–5 Min. bißfest braten. Leicht salzen und pfeffern.

Radieschensauce, Möhren und Roastbeef dekorativ auf Tellern anrichten und mit den übrigen Dillspitzen garnieren.

Tip! Manchmal ist auf Wochenmärkten relativ großblättrige Gartenkresse im Angebot. Man kann das aromatische Kraut lose kaufen.

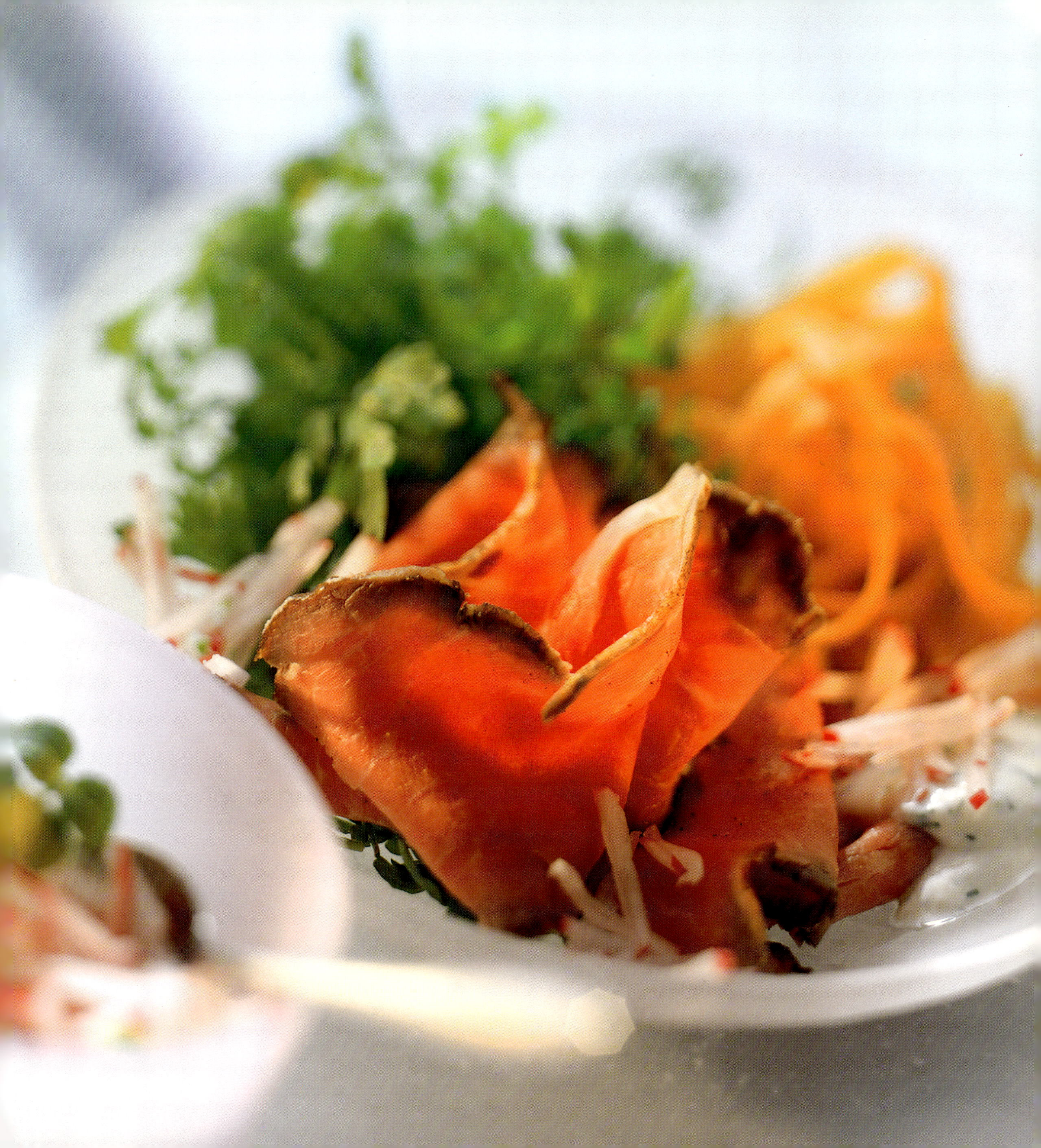

Kalter Braten mit Salsa verde

schnell • für die gute Laune

Für 4 Personen

3 Bund Petersilie · 1 Bund Basilikum
1 Knoblauchzehe · 1 TL Kapern
5 EL kaltgepreßtes Olivenöl
2 EL Joghurt
Salz · 2 EL Zitronensaft
500 g Braten-Aufschnitt

Zubereitungszeit: 15 Min.

Pro Person etwa:
23 g E/ 17 g F/ 3 g KH
465 kcal

Petersilie und Basilikum waschen, trockenschütteln und die Blättchen von den Stielen zupfen. Knoblauch schälen. Kräuterblättchen, Knoblauch und Kapern im elektrischen Zerhacker fein zerkleinern oder mit dem Messer so fein wie möglich hacken.

Olivenöl und Joghurt mit der Kräutermischung verrühren. Die Sauce mit Salz und Zitronensaft abschmecken.

Braten-Aufschnitt locker auf Tellern anrichten und mit der grünen Sauce beträufeln.

Leberwurst-Crostini

schnell • gut gegen Streß

Für 4 Personen

50 g Mixed Pickles (aus dem Glas)
1 EL Kapern · 1/2 Bund Petersilie
200 g Putenleberwurst · 4 EL Sahne
1 TL abgeriebene unbehandelte Zitronenschale
Salz · schwarzer Pfeffer · 4 Cocktailtomaten
4 Scheiben kräftiges Bauernbrot

Zubereitungszeit: 20 Min.

Pro Person etwa:
12 g E/ 13 g F/ 24 g KH
260 kcal

Mixed Pickles und Kapern abtropfen lassen und sehr fein hacken. Petersilie waschen, trockentupfen und (bis auf ein paar Blättchen) ebenfalls fein hacken.

Leberwurst mit Sahne und Zitronenschale verrühren, Mixed Pickles und Petersilie daruntermischen. Die Paste mit Salz und Pfeffer abschmecken. Tomaten waschen und halbieren.

Brotscheiben halbieren, toasten und mit der Leberwurstpaste bestreichen. Mit Tomatenhälften und übriger Petersilie garnieren.

Marinierter Limburger auf Lauch

gut vorzubereiten • mineralstoffreich

Für 4 Personen

250 g Limburgerkäse
1 Knoblauchzehe
1 frische rote Chilischote
4 Wacholderbeeren
je 1 Zweig Rosmarin und Thymian
1 TL grüner Pfeffer (eingelegt oder frisch)
Salz · 1 Prise Zucker
6 EL Weißweinessig
3 EL kaltgepreßtes Maiskeimöl
3 dünne Stangen Lauch

Zubereitungszeit: 20 Min.
Marinierzeit: 5 Std.

Pro Person etwa:
15 g E/ 25 g F/ 2 g KH
295 kcal

Käse in Scheiben schneiden. Den Knoblauch schälen und vierteln. Die Chilischote putzen, waschen, vierteln und nach Belieben entkernen. Den Wacholder mit der breiten Seite eines Messers leicht zerdrücken. Die Kräuterzweige waschen und trockentupfen.

Knoblauch, Peperoni, Wacholderbeeren, grünen Pfeffer, Salz, Zucker, Essig, Öl und 4 EL Wasser zu einer Marinade verrühren.

Käsescheiben und Kräuter in eine flache, dicht verschließbare Vorratsbox legen. Mit der Marinade übergießen und verschlossen mindestens 5 Std., besser aber über Nacht, marinieren.

Lauch vor dem Servieren waschen, putzen und in 5–6 cm lange Stücke schneiden. In sprudelnd kochendem Salzwasser in 3–4 Min. bißfest garen. Abgießen, kalt abschrecken und sehr gut abtropfen lassen.

Lauchstücke auf vier Tellern oder auf einer Platte dekorativ auslegen. Die Käsescheiben aus der Marinade heben, kurz abtropfen lassen und auf dem lauwarmen Lauch anrichten. Mit etwas Marinade beträufeln.

Dazu schmeckt kräftiges Bauernbrot.

SUPPEN UND EINTÖPFE*

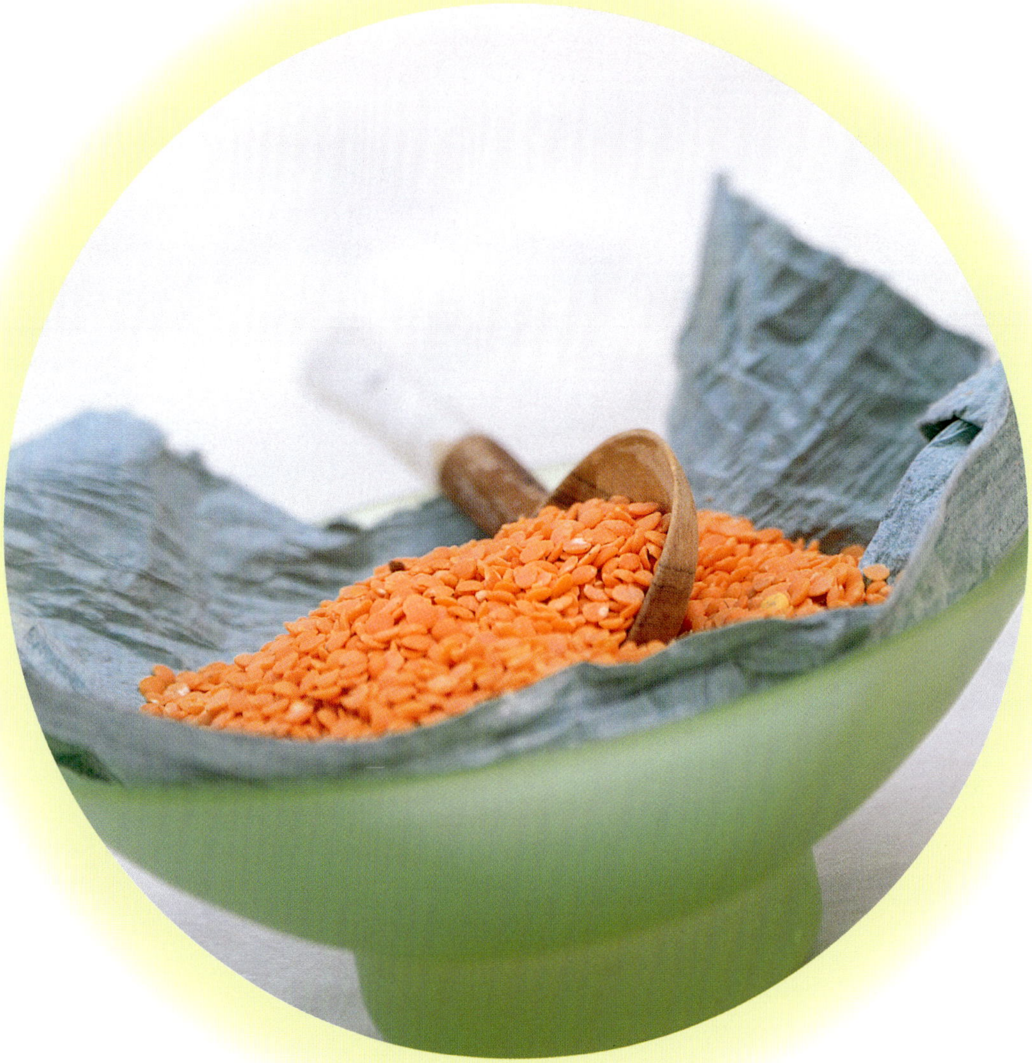

*

DER eine mag lieber cremige Suppen, der andere eher die klaren. Immer aber stehen gesunde Zutaten wie Gemüse, Kräuter, Hülsenfrüchte und Fisch im Vordergrund, die jede für sich wertvolle Substanzen beinhalten. Und nicht zu vergessen: Suppen streicheln gleichsam den Magen wie die Seele!

EINTÖPFE liefern die ganze Vielfalt einer Mahlzeit in einem Teller. Inzwischen sind sie auch gesellschaftsfähig geworden und haben begeisterte Anhänger unter den Feinschmeckern. In einer Tischrunde fördert ein Eintopf mit Gemüse, Kartoffeln, Nudeln oder Reis durch das enthaltene Serotonin entspannende, kommunikative Fähigkeiten. Als Ausgangsbasis für Geselligkeit mit anregenden Diskussionen sollten Sie dagegen ein Rezept mit aktivierendem Eiweiß, also mit Hülsenfrüchten, Fisch oder Fleisch, wählen. Wie auch immer: Eintöpfe sind einfach zum Auslöffeln gut.

Kräutersuppe mit Forelle

gelingt leicht • vitaminreich

Für 4 Personen

1 kleine mehligkochende Kartoffel
2 Schalotten
1 EL Butter
600 ml Fischfond (aus dem Glas; ersatzweise Gemüsebrühe)
1/8 l trockener Weißwein (ersatzweise Fischfond)
Salz · weißer Pfeffer
250 g geräuchertes Forellenfilet
je 1/2 Bund Petersilie und Dill
1 Bund Schnittlauch
300 g Sahne
etwas Zitronensaft

Zubereitungszeit: 40 Min.

Pro Person etwa:
19 g E/ 29 g F/ 23 g KH
450 kcal

Kartoffel schälen und klein würfeln. Schalotten schälen, hacken und in einem breiten Topf in der Butter hellgelb andünsten.

Kartoffelwürfel, Fond und Weißwein hinzufügen, salzen und pfeffern. Aufkochen und alles bei mittlerer Hitze zugedeckt 20 Min. köcheln lassen.

Inzwischen das Forellenfilet in mundgerechte Stücke teilen. Die Kräuter waschen, trockenschütteln und bis auf 1/2 Bund Schnittlauch fein schneiden. Von der Sahne 100 g steif schlagen.

Die Hälfte der geschnittenen Kräuter in die Brühe geben und alles fein pürieren. Flüssige Sahne zur Suppe gießen, unter Rühren noch einmal kurz aufkochen lassen, dann den Topf vom Herd nehmen.

Übrige geschnittene Kräuter unter die Suppe mischen, mit Salz, Pfeffer und Zitronensaft abschmecken.

Fischstücke hineinlegen und heiß werden lassen. Zum Schluß die geschlagene Sahne locker unterheben. Die Kräutersuppe in vorgewärmte tiefe Teller füllen, mit jeweils 3 Schnittlauchhalmen garnieren und sofort servieren.

Dazu schmeckt ofenwarmer Sesamfladen.

Klare Edelfischsuppe

für die gute Laune • für Gäste

Für 4 Personen

50 g Wildreis · 150 g Lachsfilet
150 g Wallerfilet · Salz · etwas Zitronensaft
400 ml Fischfond (aus dem Glas)
1/8 l trockener Weißwein (ersatzweise Fischfond)
1 Prise Safran · 1 EL trockener Wermut
weißer Pfeffer · einige Kräuterblättchen
(z. B. Kerbel oder Petersilie)

Zubereitungszeit: 30 Min.

Pro Person etwa:
19 g E/ 12 g F/ 21 g KH
290 kcal

Wildreis nach Packungsangabe garen.
Inzwischen die Fischfilets trockentupfen, schräg in 3 cm lange Stücke schneiden. Mit etwas Salz und Zitronensaft würzen.
Fischfond und Wein in einem breiten Topf aufkochen lassen, den Safran darin auflösen. Die Fischstücke hineinlegen und bei schwacher Hitze in 4 Min. gar ziehen lassen.
Reis in ein Sieb gießen, abtropfen lassen und zur Suppe geben. Die Suppe mit Wermut, Salz und Pfeffer abschmecken und mit Kräuterblättchen garniert servieren.

Radieschenblätter-Creme

raffiniert • mineralstoffreich

Für 4 Personen

2 Bund Radieschen mit makellosen Blättern
1 Schalotte · 1 mehligkochende Kartoffel (etwa 150 g)
1 EL Butter · 700 ml Gemüsebrühe
2 EL Crème fraîche · Salz · weißer Pfeffer
frisch geriebene Muskatnuß

Zubereitungszeit: 30 Min.

Pro Person etwa:
6 g E/ 8 g F/ 26 g KH
190 kcal

Radieschenblätter ablösen und waschen, 4 zarte beiseite legen, den Rest hacken. Die Schalotte schälen und hacken, Kartoffel schälen, klein würfeln.
Schalotte und Radieschenblätter in der Butter andünsten. Brühe und Kartoffeln hinzufügen, zugedeckt 20 Min. köcheln lassen.
Suppe fein pürieren, wieder aufkochen, die Crème fraîche einrühren, mit Salz, Pfeffer und Muskatnuß abschmecken. 3 Radieschen waschen, in Scheiben schneiden. Mit den übrigen Blättchen über die Suppe streuen.

Paprika-Mandel-Suppe

raffiniert • für die gute Laune

FÜR 4 PERSONEN

4 rote Paprikaschoten
1 Zwiebel
2 Scheiben Mehrkorntoast
4 EL Olivenöl
1 Prise Zucker
1 EL Paprika, edelsüß
1 EL Tomatenpüree
80 g geschälte Mandeln
700 ml Gemüsebrühe
1 Knoblauchzehe · Salz
ein paar Tropfen Tabascosauce
1–2 TL Zitronensaft
4 Dillspitzen

ZUBEREITUNGSZEIT: 30 MIN.

Pro Person etwa:
11 g E/ 22 g F/ 35 g KH
375 kcal

PAPRIKA waschen, vierteln und putzen. Bis auf 2 Viertel in Streifen schneiden. Zwiebel schälen und hacken, das Brot klein würfeln.

IN einem Topf 2 EL Öl erhitzen, die Brotwürfel darin goldbraun rösten, herausnehmen und beiseite stellen. Restliches Öl in den Topf geben, die Zwiebel darin glasig dünsten, mit Zucker bestreuen. Paprikapulver und Tomatenpüree einrühren. Geröstete Brotwürfel und Mandeln (jeweils 1 EL davon abnehmen) und die Paprikastreifen hinzufügen, mit Brühe ablöschen. Alles aufkochen und zugedeckt bei mittlerer Hitze 5–7 Min. sanft köcheln lassen.

ANSCHLIESSEND die Suppe im Mixer oder mit dem Schneidstab des Handrührers fein pürieren. Die Knoblauchzehe schälen und dazupressen, dann mit Salz, Tabasco und Zitronensaft abschmecken.

ÜBRIGE Paprikaviertel in kleine Rauten schneiden oder würfeln. Mit den restlichen Brotwürfeln und Mandeln über die Suppe streuen und mit Dillspitzen garnieren.

TIP! Noch raffinierter sieht die Suppe aus, wenn Sie sie in geputzten rohen roten Paprikaschoten servieren.

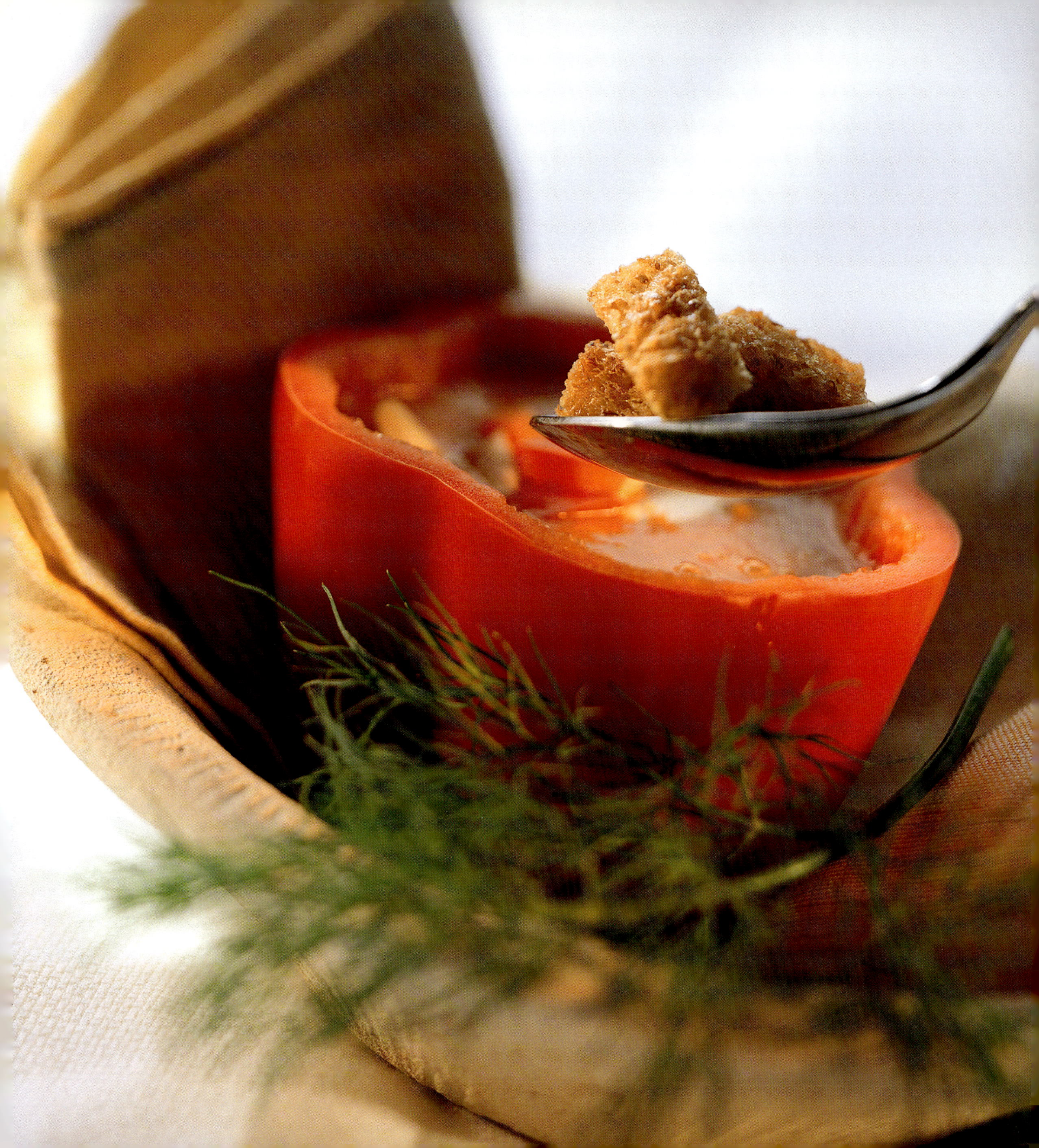

Kartoffel-Avocado-Suppe

gut zum Entspannen • gelingt leicht

Für 4 Personen

750 g festkochende Kartoffeln
2 Zwiebeln
3 EL Rapsöl
1 TL zerdrückte Senfkörner (ersatzweise weiße Pfefferkörner)
1/2 TL gemahlener Kreuzkümmel
3/4–1 l Fleischbrühe
100 g roher Schinken am Stück
1 kleine grüne Paprikaschote
1 reife Avocado
2 EL Zitronensaft
2 Knoblauchzehen
Salz · weißer Pfeffer

Zubereitungszeit: 50 Min.

Pro Person etwa:
9 g E/ 22 g F/ 29 g KH
345 kcal

Kartoffeln schälen, waschen und in nicht zu kleine Würfel schneiden. Die Zwiebeln schälen und fein würfeln.

In einem Suppentopf 2 EL Öl erhitzen, die Zwiebeln darin glasig dünsten. Kartoffeln, Senfkörner und Kreuzkümmel hinzufügen und alles bei mittlerer Hitze unter gelegentlichem Rühren 5 Min. braten.

Etwa 3/4 l Fleischbrühe dazugießen, aufkochen und die Suppe zugedeckt bei mittlerer Hitze zunächst 25 Min. köcheln lassen.

Inzwischen den Schinken in kurze, dünne Streifen schneiden. Die Paprikaschote waschen, vierteln, putzen und ebenfalls in dünne Streifen schneiden.

Restliches Öl in einer Pfanne erhitzen, die Paprikastreifen darin 3 Min. braten.

Avocado halbieren, schälen und den Stein entfernen. Das Fruchtfleisch in Stücke schneiden, sofort mit dem Zitronensaft beträufeln und mit einer Gabel fein zerdrücken.

Die Hälfte der Suppe mit dem Schneidstab des Handrührers oder im Mixer pürieren und wieder zur übrigen Suppe in den Topf füllen. Das Avocadopüree, die Schinken- und die Paprikastreifen hinzufügen und alles zu einer cremigen Suppe vermischen. Nicht mehr kochen lassen. Falls nötig, noch etwas heiße Fleischbrühe unterrühren. Knoblauch schälen und dazupressen. Die Suppe mit Salz und Pfeffer kräftig abschmecken.

Möhrensuppe mit Sesam

Für 4 Personen

500 g Möhren · 1 kleine Zwiebel

1 EL Sesamöl · 1 EL Sonnenblumenöl

600 ml Gemüsebrühe · 1/2 TL Kurkuma (Gelbwurz)

Salz · weißer Pfeffer

2 EL Sesamsamen · 150 g Joghurt

1 EL Petersilienblättchen

Zubereitungszeit: 30 Min.

Pro Person etwa:

7 g E/ 8 g F/ 26 g KH

205 kcal

gelingt leicht • reich an Beta-Carotin

Möhren schälen und auf einer Gemüsereibe raspeln. Die Zwiebel schälen und fein hacken.

Beide Ölsorten in einem Topf erhitzen, Möhren und Zwiebel darin bei mittlerer Hitze andünsten. Brühe, Kurkuma, etwas Salz und Pfeffer hinzufügen. Aufkochen und zugedeckt 5–7 Min. sanft köcheln lassen.

Inzwischen die Sesamsamen in einem trockenen Pfännchen bei mittlerer Hitze unter Rühren goldgelb rösten.

Suppe abschmecken, den Joghurt cremig rühren, locker unter die Suppe ziehen. Mit Sesamsamen und Petersilie bestreuen.

Linsen-Curry-Suppe

Für 4 Personen

1 kleine Zwiebel · 1 Knoblauchzehe

1 EL Öl · 1 1/2 TL Curry · 150 g rote Linsen

3/4 l Gemüsebrühe · Salz · weißer Pfeffer

1 kleine Dose ungesüßte Kokosmilch (165 ml, Asienladen, ersatzweise Sahne) · 3–4 EL Zitronensaft

3–4 Zweige Koriandergrün oder Petersilie

Zubereitungszeit: 30 Min.

Pro Person etwa:

10 g E/ 3 g F/ 25 g KH

170 kcal

würzig • mineralstoffreich

Zwiebel und Knoblauch schälen, fein würfeln und im Öl glasig dünsten. Curry und Linsen hinzufügen und kurz mitbraten. Mit Brühe ablöschen, mit Salz und Pfeffer würzen, aufkochen und zugedeckt etwa 15 Min. sanft köcheln lassen, bis die Linsen ganz weich sind.

Suppe fein pürieren, Kokosmilch dazugießen und unter Rühren nochmals aufkochen lassen. Mit Salz, Pfeffer und Zitronensaft scharf-säuerlich abschmecken. Mit gewaschenen Koriander- oder Petersilienblättchen bestreuen.

Gelber Gemüseeintopf mit Kokosmilch

reich an komplexen Kohlenhydraten

Für 4 Personen

600 g orangefleischiger Kürbis (z. B. Muskat- oder Hokaido-Kürbis)
600 g Möhren
600 g festkochende Kartoffeln
6 Schalotten
1 walnußgroßes Stück frischer Ingwer
2 frische rote Chilischoten
2 Stengel Zitronengras (Asienladen)
2 EL Maiskeimöl
1 TL Kurkuma (Gelbwurz)
2 Lorbeerblätter
1 l Gemüsebrühe
1 Dose ungesüßte Kokosmilch (400 ml; Spezialitätenabteilung oder Asienladen)
Salz · 2 EL Koriander- oder Basilikumblätter

Zubereitungszeit: 55 Min.

Pro Person etwa:
13 g E/ 9 g F/ 62 g KH
380 kcal

Kürbis, Möhren und Kartoffeln schälen und in nicht zu kleine Würfel schneiden. Schalotten und Ingwer schälen, fein hacken. Chilischoten waschen, längs halbieren, entstielen, entkernen und in sehr dünne Streifchen schneiden. (Wer Schärfe mag, entkernt nur 1 Schote.) Vom Zitronengras lose Hüllblätter entfernen, den unteren verdickten Teil waschen und in hauchdünne Scheibchen schneiden.

Öl in einem Suppentopf erhitzen. Schalotten, Chilischoten, Ingwer, Zitronengras, Kurkuma und die Lorbeerblätter einrühren und 2 Min. braten. Mit Brühe ablöschen. Kokosmilch dazugießen, leicht salzen. Alles aufkochen und zugedeckt bei schwacher Hitze 15–20 Min. köcheln lassen, bis das Gemüse gerade gar ist.

Eintopf mit Salz abschmecken und mit Koriander- oder Basilikumblättern bestreuen.

Tip! Wenn Sie kein Zitronengras bekommen, schmecken Sie den Eintopf zum Schluß mit etwas Limetten- oder Zitronensaft ab.

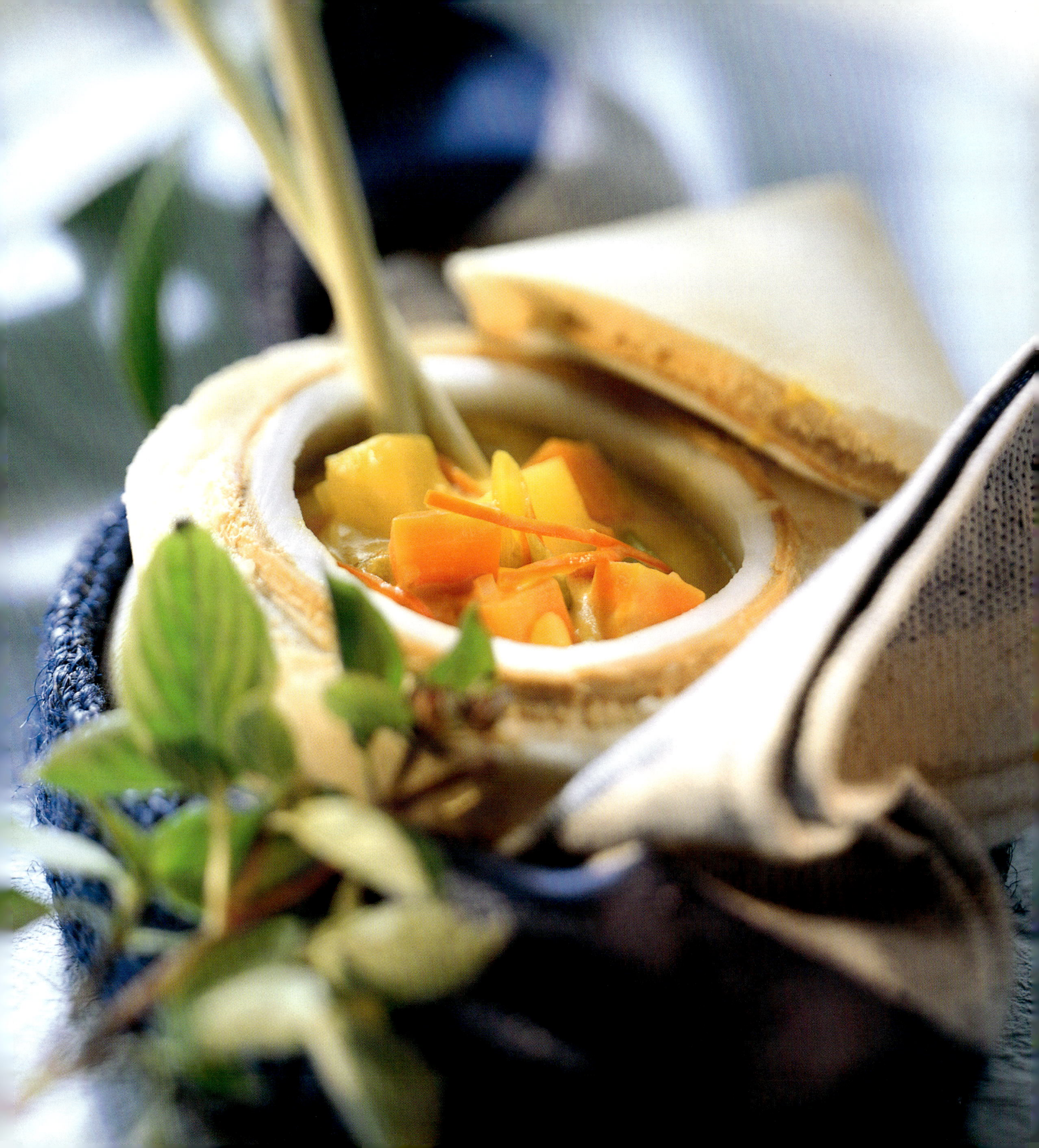

Jambalaya

aus der Karibik • gut gegen Streß

Für 4 Personen

1 l Hühnerbrühe

2 Hähnchenbrustfilets (etwa 300 g)

2 Lorbeerblätter · 1/4 Zimtstange

3 Pimentkörner · 1 große Zwiebel

2 Knoblauchzehen

je 1 kleine grüne und gelbe Parikaschote

100 g gekochter Vorderschinken am Stück

4 kleine Garnelenschwänze

1 Fleischtomate

1–2 frische rote Chilischoten · 2 EL Öl

150 g Langkornreis (parboiled)

Salz · Cayennepfeffer

1 TL Thymianblättchen

1/2 TL Paprika, rosenscharf

2 Frühlingszwiebeln · Tabascosauce

Zubereitungszeit: 1 Std.

Pro Person etwa:

52 g E/ 33 g F/ 73 g KH

795 kcal

Hühnerbrühe aufkochen lassen. Hähnchenfleisch, Lorbeerblätter, Zimt und Pimentkörner dazugeben, zugedeckt bei schwacher Hitze etwa 10 Min. ziehen lassen.

Inzwischen Zwiebel und Knoblauch schälen und fein würfeln. Die Paprikaschoten waschen, halbieren, putzen und in 2 cm große Würfel schneiden. Den Schinken etwa 1 1/2 cm groß würfeln. Die Garnelenschwänze waschen.

Stielansatz der Tomate entfernen. Tomate überbrühen, häuten, halbieren und entkernen. Das Fruchtfleisch grob würfeln. Die Chilischoten waschen, den Stiel entfernen.

Hähnchenfleisch aus der Brühe nehmen, etwas abgekühlt quer in Scheiben schneiden. Die Gewürze aus der Brühe entfernen.

Zwiebel und Knoblauch in einem Suppentopf im Öl glasig dünsten. Paprikaschoten hinzufügen und kurz mitdünsten. Den Reis daruntermischen und mit der Hühnerbrühe ablöschen.

Etwas Salz und Cayennepfeffer, Thymian, Paprikapulver, Schinken, Garnelenschwänze, Hähnchenfleisch, Tomate und die Chilischoten zu der Reismischung geben. Alles aufkochen und zugedeckt bei schwacher Hitze 15–20 Min. köcheln lassen, der Reis muß noch körnig bleiben.

Frühlingszwiebeln putzen, waschen und in feine Ringe schneiden. Den Jambalaya mit Salz und Tabasco scharf abschmecken und mit den Frühlingszwiebelringen bestreuen.

Spanischer Kartoffeltopf

reich an komplexen Kohlenhydraten

Für 4 Personen

2 Zwiebeln
750 g vorwiegend festkochende Kartoffeln
2 Stangen Sellerie
2 EL kaltgepreßtes Olivenöl
2 Sardellenfilets
1 Lorbeerblatt
3 Zweige Thymian
800 ml Fleischbrühe
500 g Tomaten
400 g Chorizos (rote Paprikawurst, ersatzweise Debrecziner)
2 EL kleine Kapern
2 Knoblauchzehen
Salz · schwarzer Pfeffer

Zubereitungszeit: 1 Std.

Pro Person etwa:
31 g E/ 44 g F/ 31 g KH
650 kcal

Zwiebeln schälen und fein hacken. Die Kartoffeln schälen, waschen und in große Würfel schneiden. Den Sellerie putzen, waschen und in dünne Scheibchen schneiden.

Öl in einem Suppentopf erhitzen, die Zwiebeln darin glasig dünsten, den Sellerie hinzufügen und 3 Min. mitdünsten.

Sardellen abspülen, abtrocknen und fein hacken. Mit den Kartoffeln, dem Lorbeerblatt und dem Thymian in den Topf geben, mit Brühe aufgießen. Alles aufkochen und zugedeckt bei mittlerer Hitze zunächst 25 Min. köcheln lassen.

Inzwischen die Stielansätze der Tomaten entfernen. Tomaten kurz überbrühen, häuten, quer halbieren und entkernen. Das Tomatenfruchtfleisch in grobe Stücke schneiden.

Tomaten und Würste in die Suppe geben und alles zusammen noch etwa 5 Min. ziehen lassen, bis die Würste heiß sind. Die Kapern unterrühren. Knoblauch schälen und dazupressen. Den Eintopf mit Salz, Pfeffer und etwas Kapernsud abschmecken.

Tip! Sie können zusätzlich 1–2 kleine, in Streifen geschnittene rote Paprikaschoten mit in den Kartoffeltopf geben.

Gemüsesuppe mit Kräuterklößchen

reich an komplexen Kohlenhydraten

Für 4 Personen

Für die Suppe:
700 g Blumenkohl oder Broccoli
2 Möhren
2 kleine Kohlrabi
100 g Zuckerschoten
1 1/2 l Gemüsebrühe
Salz · weißer Pfeffer
Für die Klößchen:
350 ml Milch
Salz · weißer Pfeffer
150 g Weizenvollkorngrieß
2 Bund Schnittlauch
1 Handvoll Kerbel
3 Eier
frisch geriebene Muskatnuß

Zubereitungszeit: 50 Min.

Pro Person etwa:
25 g E/ 13 g F/ 82 g KH
610 kcal

Gemüse waschen und putzen. Blumenkohl oder Broccoli in kleine Röschen zerteilen, Möhren schräg in dünne Scheiben schneiden, Kohlrabi würfeln, die Zuckerschoten ganz lassen.

Für die Klößchen in einem breiten Topf Milch und je 1 kräftige Prise Salz und Pfeffer aufkochen. Den Grieß unter ständigem Rühren langsam einrieseln lassen. Aufkochen und zugedeckt bei schwacher Hitze 5 Min garen, dabei häufig umrühren. Den Topf vom Herd nehmen.

Kräuter waschen, trockenschütteln und fein hacken. Bis auf 2 EL zum Grieß geben. Die Eier nacheinander unterrühren und die Masse mit Muskatnuß würzen.

Für die Suppe Gemüsebrühe in einem Suppentopf zum Kochen bringen. Blumenkohl oder Broccoli und Möhren darin zunächst 5 Min. köcheln lassen, dann die Kohlrabi hinzufügen, 3 Min. mitköcheln. Ganz zum Schluß die Zuckerschoten dazugeben, alles zusammen bißfest garen.

Inzwischen aus der Grießmasse mit zwei nassen Teelöffeln kleine Klößchen abstechen und in schwach kochendem Salzwasser in etwa 5 Min. gar ziehen lassen.

Gemüsesuppe mit Salz und Pfeffer abschmecken, restliche Kräuter und die Kräuterklößchen hineingeben und die Suppe in vorgewärmten Tellern servieren.

Tip! Wer Kräuter mit Blüten bekommt, kann die Suppe damit garnieren.

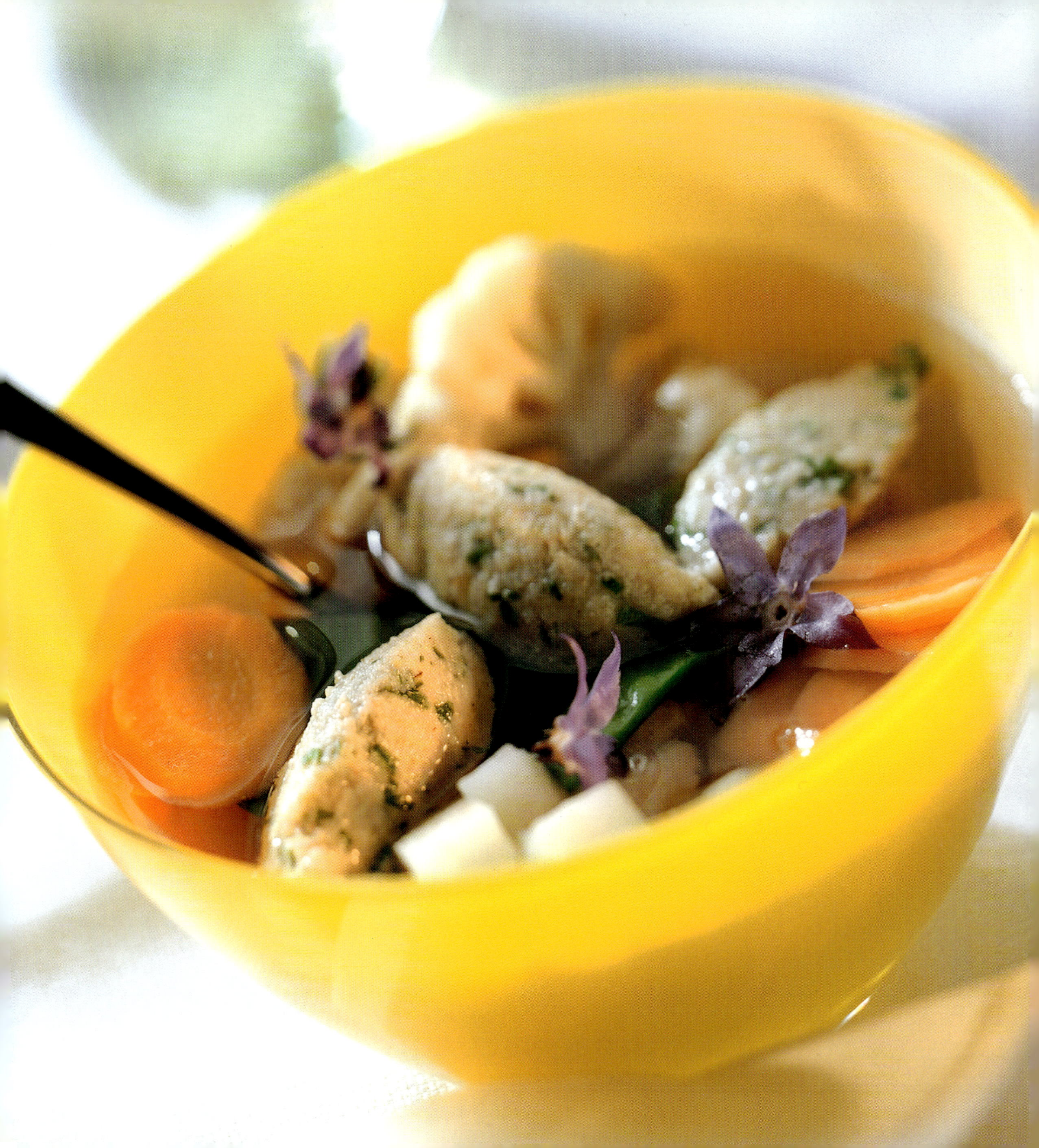

Nudel-Linsen-Topf

reich an essentiellen Aminosäuren

Für 4 Personen

300 g Rindfleisch (Vorderhesse oder Nacken)
2 kleine Zwiebeln
2 lange rote Chilischoten
2 EL Sonnenblumenöl
Salz · schwarzer Pfeffer
1/2 TL gemahlener Kreuzkümmel
2 TL Paprika, rosenscharf
150 g braune Linsen
1–1 1/4 l Fleischbrühe
2 Tomaten
1 dünne Stange Lauch
2 Zweige Minze
200 g breite Bandnudeln

Zubereitungszeit: 1 Std. 10 Min.

Pro Person etwa:
33 g E/ 8 g F/ 58 g KH
435 kcal

Rindfleisch trockentupfen und in 2 cm große Würfel schneiden. Zwiebeln schälen und vierteln. Die Chilischoten putzen und waschen, nach Wunsch entkernen.

Öl in einem Schmortopf erhitzen, das Fleisch darin rundherum anbraten. Zwiebeln dazugeben und kurz mitbraten. Mit Salz, Pfeffer, Kreuzkümmel und Paprika würzen. Dann die Linsen, 1 l Brühe und die Chillies hinzufügen. Alles aufkochen und zugedeckt bei schwacher Hitze zunächst etwa 45 Min. schmoren lassen, bis das Fleisch weich ist.

Inzwischen die Stielansätze der Tomaten entfernen. Tomaten überbrühen, häuten und achteln. Den Lauch waschen, putzen und schräg in etwa 3 cm große Stücke schneiden. Die Minze waschen, trockenschütteln, die Blättchen abzupfen. Bandnudeln in reichlich Salzwasser nach Packungsangabe bißfest kochen.

Tomatenachtel und Lauchstücke in den Topf geben und noch etwa 5 Min. mitgaren.

Minze grob zerzupfen. Die Nudeln abgießen, abtropfen lassen und mit der Minze locker unter den Eintopf heben. Falls nötig, noch heiße Brühe dazugießen. Den Nudel-Linsen-Topf mit Salz und Pfeffer kräftig abschmecken und servieren.

Rote-Bete-Eintopf

deftig • vitaminreich

Für 4 Personen

750 g rote Bete
400 g Rinderbrust
1/2 Bund Petersilie
1 Zweig Thymian
1 Lorbeerblatt
1 Zwiebel
2 EL Öl
1 1/4 l Fleischbrühe
Salz · schwarzer Pfeffer
1 große mehligkochende Kartoffel
1/2 TL Kümmel
250 g Sauerkraut
3–4 EL Weinessig
4 Zweige Dill
150 g saure Sahne

Zubereitungszeit: 1 3/4 Std.

Pro Person etwa:
26 g E/ 18 g F/ 24 g KH
355 kcal

Rote Beten waschen und schälen. Zuerst in Scheiben schneiden, dann diese vierteln. Die Rinderbrust in kleine Würfel schneiden. Petersilie waschen und trockenschütteln. Mit Thymian und Lorbeerblatt zu einem Sträußchen zusammenbinden.

Zwiebel schälen und fein würfeln. Das Öl in einem Suppentopf erhitzen und die Zwiebel darin andünsten. Rote Beten dazugeben und mit 3/4 l Brühe ablöschen. Kräutersträußchen, 1 TL Salz, Pfeffer und die Fleischwürfel in den Topf geben und zugedeckt zunächst 1 Std. bei schwacher Hitze sanft köcheln lassen.

Kartoffel schälen und direkt in den Eintopf reiben. Übrige Brühe und Kümmel hinzufügen, alles zusammen zugedeckt noch 20 Min. garen.

Sauerkraut auflockern und grob hacken. Den Topf vom Herd nehmen und das Kräutersträußchen entfernen. Sauerkraut unter den Eintopf rühren, mit Essig, Salz und Pfeffer abschmecken.

Dill waschen, trockenschütteln und hacken. Den Eintopf in tiefen Tellern anrichten, je 1 Klecks saure Sahne und etwas Dill daraufgeben.

GEMÜSE UND HÜLSENFRÜCHTE*

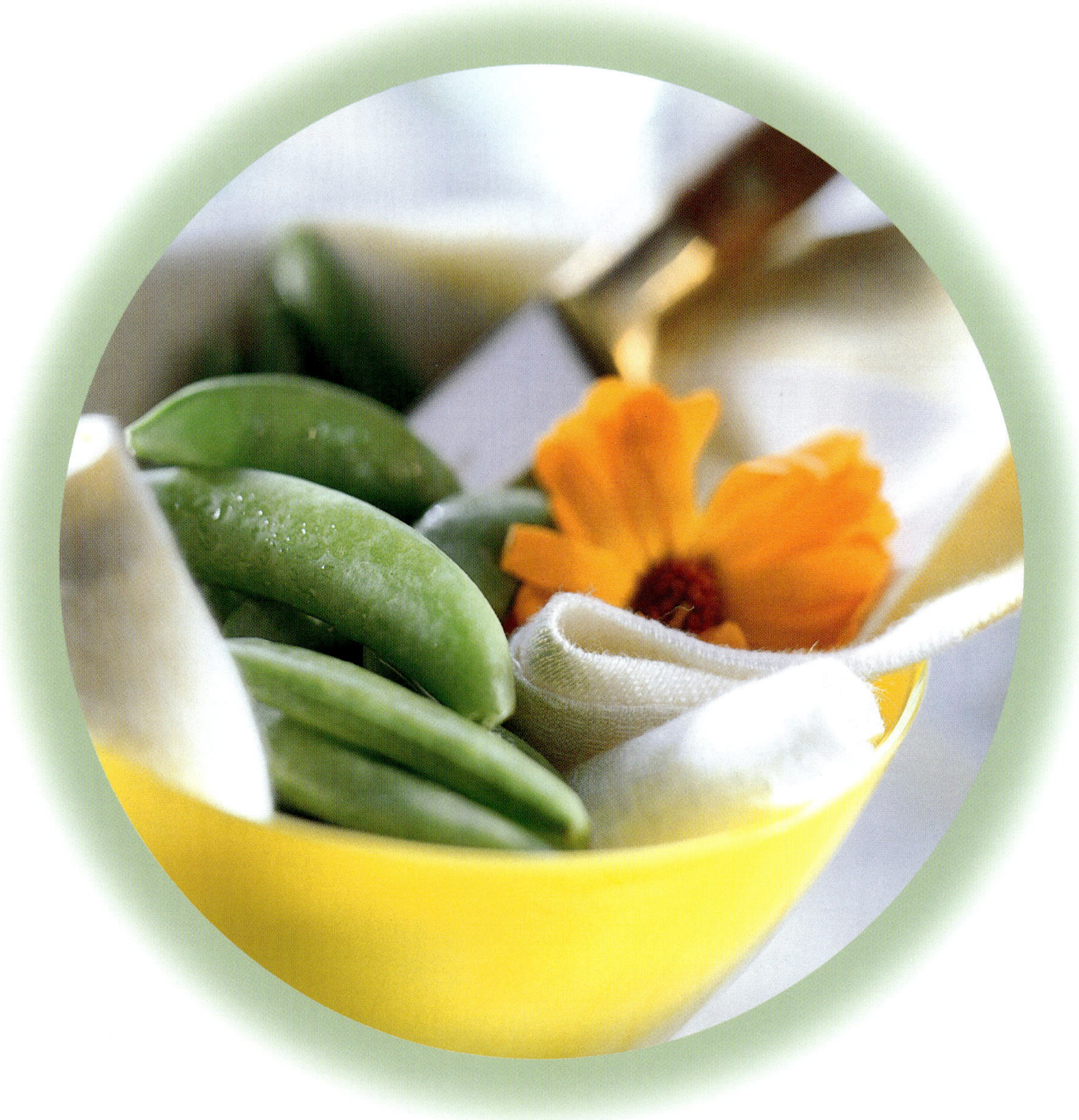

*

Das vielfältige Angebot an Gemüse, Kartoffeln und Hülsenfrüchten bietet uns die meisten gesundheitsfördernden Stoffe und reichlich von den Substanzen, die für das Gehirn so wichtig sind: komplexe Kohlenhydrate, Mineralstoffe und Vitamine. Hülsenfrüchte präsentieren sich zudem als die wichtigste pflanzliche Eiweißquelle.

Genussvoll kombiniert mit Reis, Getreide, Nudeln, frischen Kräutern und Gewürzen sind sie als Super-Fitmacher für Energie und Ausdauer einfach unschlagbar.

Wenn Sie sich nachmittags entspannen wollen, essen Sie mittags Gemüse. Für einen kuscheligen Abend ist die Mischung von Nudeln oder Reis mit Gemüse zum Nachtessen die richtige Wahl. Steht Ihnen eher ein geselliger Abend bevor, entscheiden Sie sich am besten für ein Gemüsegericht mit kleinem Eiweißanteil, also mit Hülsenfrüchten, Tofu, Käse oder Schinken.

Italienischer Erbsenreis

schnell • mineralstofffreich

FÜR 4 PERSONEN

400 g Schnellkochreis
150 g Zuckerschoten
Salz
1 Schalotte
2 Knoblauchzehen
1 EL Butter
150 g tiefgekühlte Erbsen
1/8 l Gemüsebrühe
3 EL frisch geriebener Parmesan
4 Scheiben Parmaschinken
1 Handvoll Basilikumblätter
schwarzer Pfeffer

ZUBEREITUNGSZEIT: 25 MIN.

Pro Person etwa:
22 g E/ 10 g F/ 92 g KH
520 kcal

REIS nach Packungsanweisung garen.

INZWISCHEN die Zuckerschoten waschen, putzen, 1 Min. in Salzwasser blanchieren, kalt abschrecken und abtropfen lassen. Die Schalotte und den Knoblauch schälen, fein würfeln und in einem breiten Topf in der Butter unter Rühren hellgelb andünsten.

TIEFKÜHLERBSEN und Gemüsebrühe hinzufügen. Aufkochen und alles zugedeckt bei mittlerer Hitze 5 Min. köcheln lassen. Dann die Zuckerschoten unterheben.

REIS und Parmesan unter die Erbsen mischen, mit Salz abschmecken. Den Schinken in mundgerechte Stücke zupfen. Die Basilikumblätter waschen und trockentupfen. Beides locker unter den Reis heben.

ERBSENREIS auf vorgewärmten Tellern verteilen und mit Pfeffer bestreuen.

Gemüsereis indisch

gut zum Entspannen • würzig

Für 4 Personen

1 Döschen Safranfäden (0,2 g)
1 EL Rosinen
1 große Möhre
50 g Cashewkerne
2 EL Butterschmalz
1 Zimtstange
6 Kardamomkapseln
4 Gewürznelken
2 Lorbeerblätter
300 g Basmatireis
150 g tiefgekühlte Erbsen
1/2 l Gemüsebrühe
Salz · 1 TL Zucker
100 g Blattspinat
2 Tomaten
schwarzer Pfeffer

Zubereitungszeit: 45 Min.

Pro Person etwa:
15 g E/ 17 g F/ 84 g KH
550 kcal

Safran in 3 EL heißem Wasser auflösen. Die Rosinen waschen und trockentupfen. Möhre waschen, schälen und klein würfeln. Die Cashewkerne längs halbieren.

Cashewkerne in einer Pfanne oder im Wok ohne Fett bei mittlerer Hitze goldgelb rösten, herausnehmen. Butterschmalz in Pfanne oder Wok geben, Zimtstange, Kardamomkapseln, Gewürznelken und Lorbeerblätter darin bei mittlerer Hitze anrösten, bis sie duften.

Möhre, Reis und Rosinen zu den Gewürzen geben und unter Rühren 3 Min. anbraten. Cashewkerne, Safran, Erbsen und Brühe hinzufügen, mit Salz und Zucker würzen. Aufkochen, zugedeckt bei schwacher Hitze 10 Min. garen.

Inzwischen den Spinat putzen, waschen und in breite Streifen schneiden. Die Tomaten waschen und würfeln, dabei die Stielansätze entfernen.

Spinat und Tomaten unterheben und den Reis zugedeckt in etwa 10 Min. fertiggaren, bis er weich ist und die Flüssigkeit aufgesogen hat. Mit Salz und Pfeffer abschmecken.

Gefüllte Sesam-Pfannkuchen

vegetarisch • gut gegen Streß

Für 4 Personen

4 Eier
275 g Weizenmehl Type 550
Salz · 350 ml Milch
150–200 ml Mineralwasser
2 rote Paprikaschoten
1 kleine Aubergine
1 Zucchino
150 g Austernpilze oder Egerlinge
50 g Sojabohnensprossen
1 walnußgroßes Stück frischer Ingwer
3–4 EL Öl · 50 g geschälte Sesamsamen
schwarzer Pfeffer
1/8 l Gemüsebrühe
2 EL Essig
1 EL Ahornsirup
1 TL Speisestärke
2–3 EL helle Sojasauce

Zubereitungszeit: 1 Std.

Pro Person etwa:
23 g E/ 24 g F/ 69 g KH
650 kcal

Eier, Mehl, etwas Salz und die Milch für die Pfannkuchen kräftig verschlagen. So viel Mineralwasser unterrühren, daß ein dünnflüssiger Teig entsteht, abgedeckt 30 Min. quellen lassen. Den Backofen auf 75° vorheizen.

Inzwischen für die Füllung Paprikaschoten, Aubergine, Zucchino und Pilze putzen, nach Bedarf waschen und alles in dünne, kurze Streifen schneiden, die Pilze nur vierteln. Sojabohnensprossen waschen, abtropfen lassen. Ingwer schälen und möglichst fein hacken.

Aus dem Teig in einer beschichteten Pfanne (etwa 20 cm Ø) mit wenig Öl 8 goldgelbe Pfannkuchen backen, dabei vor dem Wenden jeweils etwas Sesamsamen aufstreuen. Fertige Pfannkuchen im Backofen warm stellen.

Ingwer im übrigen Öl andünsten. Paprika und Aubergine hinzufügen und unter Wenden bei mittlerer Hitze 4 Min. braten. Zucchino und Pilze untermischen und noch kurz mitbraten. Leicht salzen und pfeffern.

Brühe, Essig und Ahornsirup zum Gemüse geben, kurz einköcheln lassen. Stärke mit etwas Wasser glattrühren, die Sauce damit binden. Sojabohnensprossen unterheben und das Gemüse mit Sojasauce abschmecken.

Füllung auf je ein Pfannkuchenviertel (auf der Seite ohne Sesam) verteilen, Pfannkuchen zweimal zusammenklappen und sofort servieren.

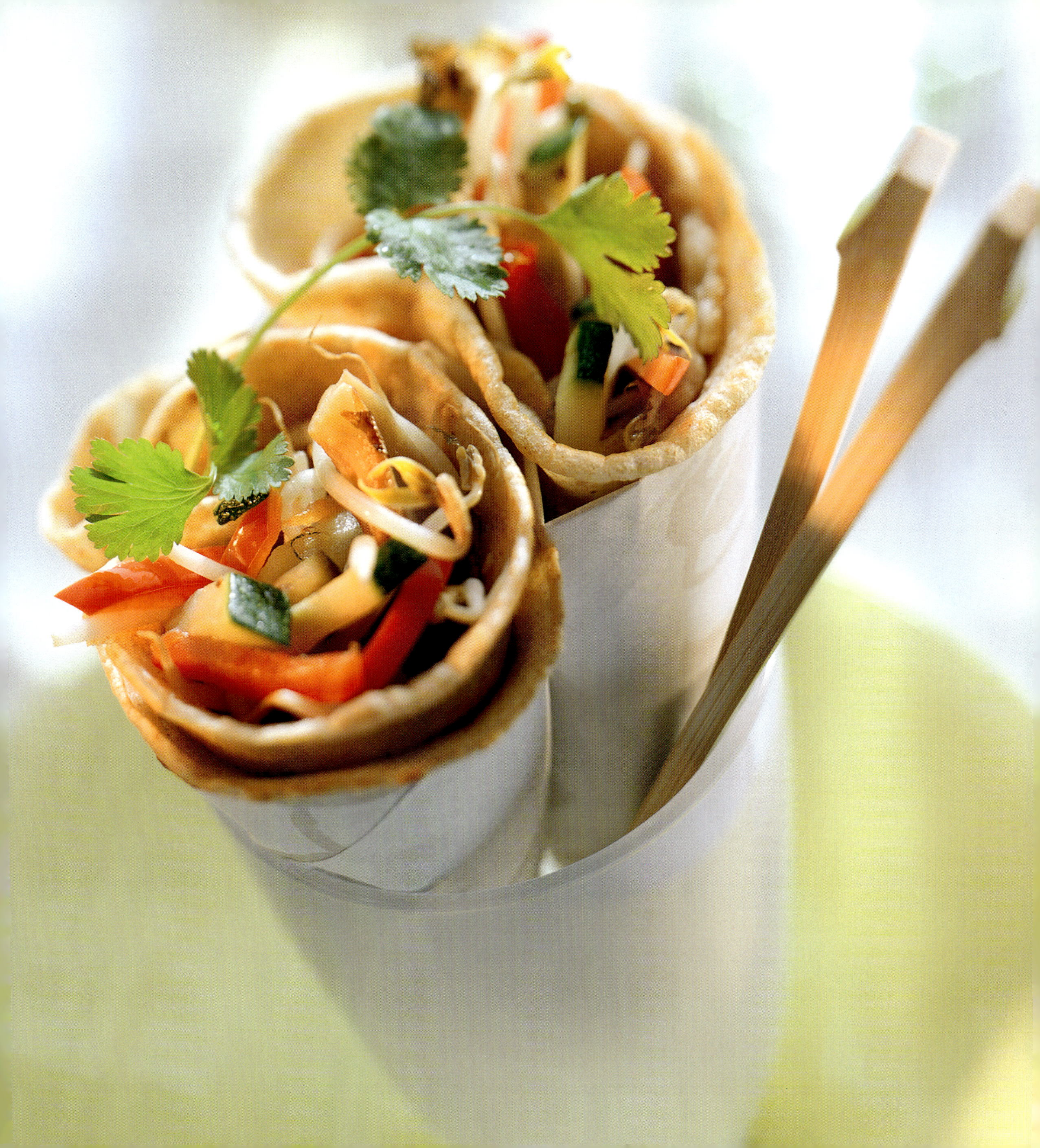

Gefüllte Kartoffeln

gut für die Konzentration • gelingt leicht

FÜR 4 PERSONEN

8 gleich große festkochende Kartoffeln (je etwa 175 g)
1 Zwiebel · 2 EL Öl
200 g grobe Bratwurst
Salz · schwarzer Pfeffer
100 g Knollensellerie
100 g Möhren
1 säuerlicher Apfel
2 EL Zitronensaft
1 EL frisch gehackte Petersilie
3 EL Crème fraîche
Backpapier für das Blech
2 EL Schnittlauchröllchen

ZUBEREITUNGSZEIT: 40 MIN.
BACKZEIT: 20 MIN.

Pro Person etwa:
15 g E/ 22 g F/ 56 g KH
490 kcal

KARTOFFELN gründlich unter fließendem Wasser abbürsten, anschließend in wenig Wasser zugedeckt 20 Min. vorgaren.

INZWISCHEN die Zwiebel schälen und fein würfeln. Das Öl in einer Pfanne erhitzen, die Zwiebel darin glasig dünsten. Die Bratwurstmasse aus der Pelle direkt in die Pfanne drücken und rundherum braun und krümelig braten. Salzen und pfeffern.

BACKOFEN auf 225° (Umluft 200°) vorheizen. Knollensellerie, Möhren und Apfel putzen und auf der Gemüsereibe grob raspeln oder in feine, streichholzdicke Stifte (Juliennes) schneiden. Mit dem Zitronensaft vermischen. Bratwurstmasse und Petersilie unterheben.

KARTOFFELN der Länge nach halbieren und das Innere mit einem Teelöffel bis auf einen 1 cm breiten Rand aushöhlen.

DIE Hälfte des ausgehöhlten Kartoffelinneren (den Rest anderweitig verwenden) mit der Crème fraîche verrühren. Zu den anderen Zutaten in die Schüssel geben und untermischen. Die Füllung kräftig mit Salz und frisch gemahlenem Pfeffer abschmecken.

FÜLLUNG gleichmäßig in die Kartoffeln verteilen. Die Kartoffeln auf ein mit Backpapier ausgelegtes Backblech setzen. Im Ofen (Mitte) in etwa 20 Min. fertiggaren. Vor dem Servieren mit Schnittlauchröllchen bestreuen.

Spinat mit Tofu und Sesam

gut für die Konzentration • aus Japan

Für 4 Personen

800 g Blattspinat
500 g fester Tofu · etwas Mehl
je 2 EL Pflanzen- und Sesamöl
3 EL geschälte Sesamsamen
1 TL frisch geriebener Ingwer
2–3 EL Sojasauce

Zubereitungszeit: 40 Min.

Pro Person etwa:
15 g E/ 18 g F/ 11 g KH
255 kcal

Spinat putzen und waschen. In kochendem Wasser 2 Min. blanchieren, abgießen, gut ausdrücken und warm stellen.

Tofu in breite Streifen schneiden. Mit Küchenpapier gut trockentupfen und leicht mit Mehl bestäuben.

Beide Ölsorten erhitzen, Tofu darin bei mittlerer Hitze rundherum goldbraun braten. Sesamsamen bei mittlerer Hitze ohne Fett rösten, bis sie duften. Mit dem Ingwer zum Tofu geben, zusammen noch kurz braten. Sojasauce darüber löffeln.

Spinat und Tofu dekorativ anrichten und sofort servieren.

Basilikum-Tomaten auf Hirse

sommerlich • reich an Eisen

Für 4 Personen

500 g Hirse · Salz
1 kg reife Fleischtomaten · 4 Schalotten
4 Stangen Sellerie · 1 Bund Basilikum
3 EL Olivenöl · 2 Knoblauchzehen
1/4 TL Zucker · 1 EL Aceto Balsamico (Balsamessig)
schwarzer Pfeffer · 40 g Parmesan am Stück

Zubereitungszeit: 35 Min.

Pro Person etwa:
22 g E/ 14 g F/ 99 g KH
605 kcal

Hirse mit 700 ml Wasser und Salz bei schwacher Hitze zugedeckt in etwa 25 Min. garen.

Tomaten überbrühen, häuten, entkernen und grob hacken. Schalotten schälen, fein würfeln. Sellerie putzen und in dünne Scheiben schneiden. Basilikum waschen, grob zerzupfen.

Gemüse im Öl bei starker Hitze unter Rühren 5 Min. braten. Knoblauch schälen, dazudrücken. Zucker, Essig und Basilikum unterrühren.

Tomaten mit Salz und Pfeffer abschmecken, auf der Hirse anrichten. Den Käse fein hobeln und über die Basilikum-Tomaten streuen.

Pfannengerührtes Gemüse

asiatisch • gut zum Entspannen

FÜR 4 PERSONEN

2 EL getrocknete Mu-Err-Pilze
1/2 Chinakohl
1 rote Paprikaschote
1 kleiner Zucchino
100 g frische Shiitake-Pilze (ersatzweise Champignons)
100 g Zuckerschoten
100 g Sojabohnensprossen
200 g Baby-Maiskölbchen (aus der Dose)
2 EL Erdnußöl · 1 EL Sesamöl
je 1 TL feingehackter Knoblauch und Ingwer
2 EL helle Sojasauce
2 EL trockener Sherry (ersatzweise Gemüsebrühe)
50 ml Gemüsebrühe
Salz · schwarzer Pfeffer

ZUBEREITUNGSZEIT: 40 MIN.

Pro Person etwa:
9 g E/ 12 g F/ 29 g KH
255 kcal

GETROCKNETE Pilze mit kochendem Wasser übergießen und 30 Min. einweichen.

INZWISCHEN frisches Gemüse waschen und putzen. Chinakohl, Paprika und Zucchino in Streifen schneiden, Shiitake-Pilze vierteln, Zuckerschoten und Sojabohnensprossen ganz lassen. Die Maiskölbchen abtropfen lassen und längs halbieren. Eingeweichte Pilze abgießen, abspülen und in Stücke zupfen.

ERDNUSSÖL in Wok oder Pfanne erhitzen. Das Sesamöl hinzufügen. Knoblauch und Ingwer im Öl kurz anbraten. Paprika, Zucchino, Maiskölbchen und eingeweichte Pilze dazugeben und unter ständigem Rühren bei starker Hitze etwa 3 Min. braten.

FRISCHE Pilze, Chinakohl, Zuckerschoten und Sojabohnensprossen hinzufügen, noch 2 Min. pfannenrühren. Sojasauce, Sherry und Gemüsebrühe vermischen. Das Gemüse damit ablöschen, dann aufkochen und weiterbraten, bis es gar, aber noch bißfest ist. Mit Salz und Pfeffer abschmecken.

ZUM pfannengerührten Gemüse Basmati- oder thailändischen Duftreis servieren.

TIPS! Wer mag, kann zusätzlich noch 200 g gewürfelten Tofu oder geschnetzeltes Hähnchenfleisch mitbraten.

Die Gemüsesorten lassen sich beliebig austauschen. Wichtig ist, daß das Gemüse gleichmäßig kleingeschnitten ist.

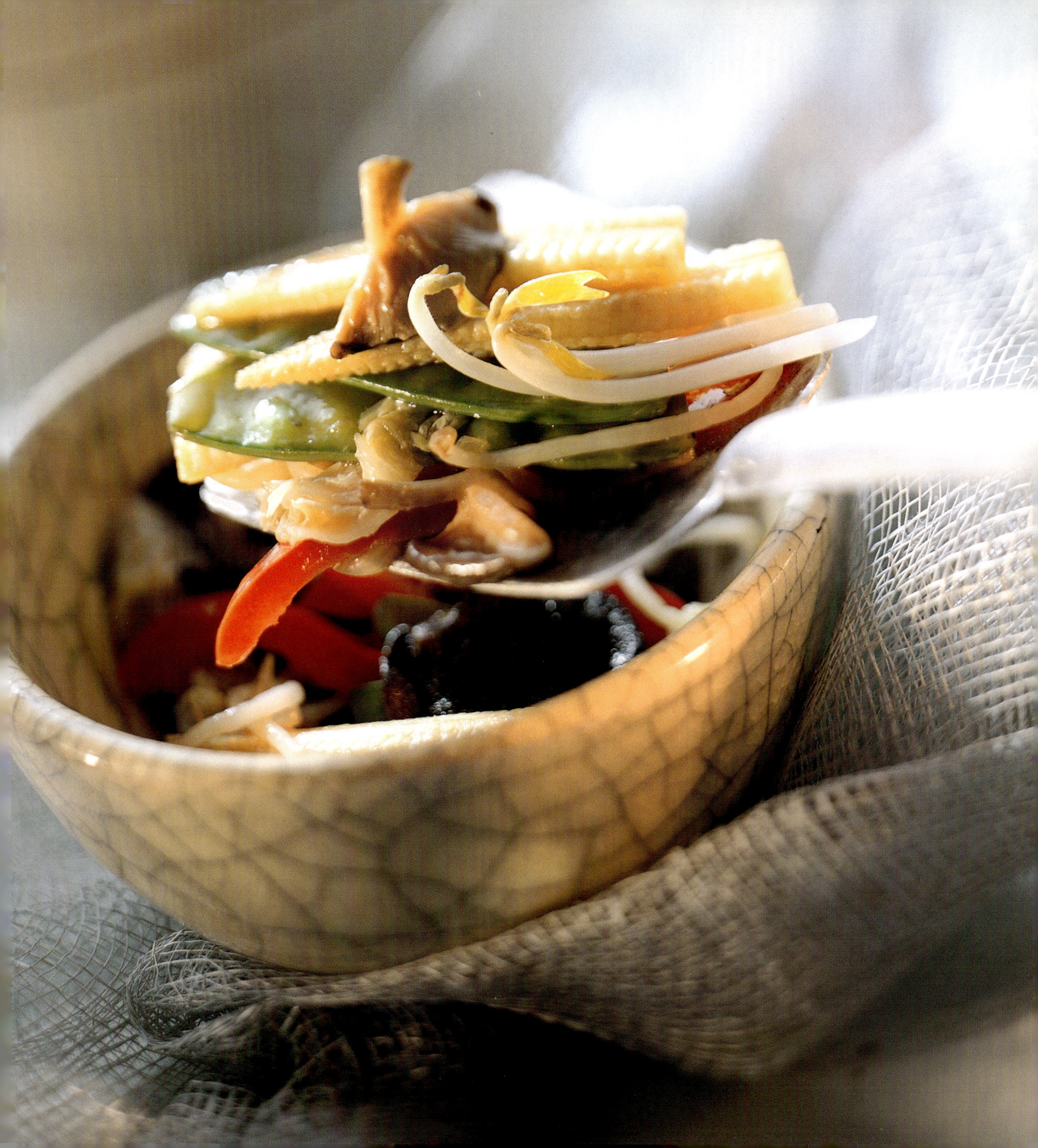

Gemüseteller mit Knoblauchsauce

würzig • vitaminreich

Für 4 Personen

1 Fenchelknolle
2 junge Kohlrabi
250 g schlanke Möhren
2 kleine rote Paprikaschoten
250 g grüne Bohnen
1/4–1/2 l Gemüsebrühe
je 1 Zweig Thymian und Estragon
4 Eier · 1 Scheibe Toastbrot
6 EL Milch
4–5 Knoblauchzehen
1 ganz frisches Eigelb
1/8 l kaltgepreßtes Olivenöl
2–3 EL Joghurt
etwas Zitronensaft
Salz · weißer Pfeffer

Zubereitungszeit: 35 Min.

Pro Person etwa:
16 g E/ 28 g F/ 31 g KH
455 kcal

Gemüse waschen und putzen. Fenchelgrün und zarte Kohlrabiblätter beiseite legen. Fenchelknolle achteln, Kohlrabi zuerst vierteln, dann in Scheiben schneiden. Die Möhren längs halbieren. Paprika in breite Streifen schneiden, die Bohnen ganz lassen.

Brühe mit Thymian und Estragon in einem breiten Topf aufkochen. Das Gemüse auf einen Siebeinsatz oder in ein Dämpfkörbchen legen und über dem Kräuterdampf zugedeckt in 10–12 Min. bißfest garen. Gleichzeitig die Eier hart kochen.

Inzwischen für die Knoblauchsauce das Brot entrinden, etwa 5 Min. in der Milch einweichen, gut ausdrücken. Den Knoblauch schälen und durch die Presse zum Brot drücken. Eigelb hinzufügen und alles zu einer homogenen Masse vermischen. Das Öl nach und nach mit den Quirlen des Handrührers unterschlagen, bis eine feste Mayonnaise entsteht. Den Joghurt darunterheben und die Sauce mit Zitronensaft, Salz und Pfeffer abschmecken.

Eier schälen, halbieren und mit dem Gemüse auf Tellern anrichten. Kohlrabi- und Fenchelgrün hacken, darüber streuen. Die Knoblauchsauce getrennt dazu servieren.

Broccoli auf Käsecreme

gelingt leicht • reich an Vitamin C

Für 4 Personen

400 g Fontina oder Raclettekäse
200 ml Milch
800 g Broccoli
2 TL Kräuter der Provence
5 EL trockener Weißwein (ersatzweise Gemüsebrühe)
2 TL Zitronensaft
2 gestrichene TL Speisestärke
1 Msp. gemahlener Safran
Salz
weißer Pfeffer
frisch gemahlene Muskatnuß
1/2 kleine rote Paprikaschote

Zubereitungszeit: 35 Min.

Pro Person etwa:
31 g E/ 32 g F/ 7 g KH
500 kcal

Fontina oder Raclettekäse entrinden und in kleine Würfel schneiden. Mit der Milch in einen breiten Topf geben, beiseite stellen.

Broccoli putzen, waschen und in möglichst gleich große Röschen zerteilen. Dicke Stiele schälen und in 1 cm dicke Scheiben schneiden.

Einen breiten Topf etwa 4 cm hoch mit Wasser füllen, die Kräuter hinzufügen, aufkochen lassen. Broccoli in einen Siebeinsatz oder in ein Dämpfkörbchen legen und zugedeckt über dem Kräuterdampf in etwa 10 Min. bißfest garen.

Inzwischen den Käse in der Milch bei schwacher Hitze unter ständigem Rühren schmelzen lassen. Wein, Zitronensaft, Speisestärke und Safran verquirlen. In die Käsemasse rühren und einmal kräftig aufkochen lassen. Die Käsecreme mit Salz, Pfeffer und Muskatnuß abschmecken.

Paprikaschote waschen, putzen und möglichst fein würfeln. Die Käsecreme auf vorgewärmte Teller verteilen und den Broccoli darauf anrichten. Mit den Paprikawürfeln bestreuen und mit Pfeffer grob übermahlen.

Dazu Pellkartoffeln oder Brot servieren.

Tomaten-Linsen-Sugo auf Bandnudeln

raffiniert • mineralstofffreich

FÜR 4 PERSONEN

50 g magerer Räucherspeck
1 Zwiebel
1–2 Knoblauchzehen
1 Bund Suppengrün
2 EL Olivenöl
150 g grüne Linsen
1 große Dose geschälte Tomaten (800 g)
1/8 l kräftiger Rotwein (ersatzweise Brühe)
1 Lorbeerblatt
1 Zweig Thymian
1 Prise Zucker
Salz · schwarzer Pfeffer
500 g breite (Vollkorn-) Bandnudeln
2 EL frisch gehackte Petersilie
Thymianzweige zum Garnieren

ZUBEREITUNGSZEIT: 40 MIN.

Pro Person etwa:
33 g E/ 15 g F/ 110 g KH
755 kcal

SPECK ohne Schwarte fein würfeln. Zwiebel und Knoblauch schälen, fein hacken. Das Suppengrün waschen, putzen und in kleine Würfel schneiden.

ÖL in einem Topf oder in einer hochwandigen Pfanne erhitzen. Den Speck darin auslassen und bei mittlerer Hitze knusprig braten. Zwiebel, Knoblauch, Suppengrün und die Linsen im Speckfett unter Rühren anbraten.

TOMATEN samt Saft, Wein, Lorbeerblatt und Thymian dazugeben. Mit Zucker, etwas Salz und Pfeffer würzen. Alles aufkochen und zugedeckt bei mittlerer Hitze etwa 25 Min. köcheln lassen, bis die Linsen weich sind.

NUDELN in reichlich Salzwasser nach Packungsangabe bißfest kochen.

LORBEERBLATT und Thymian aus dem Sugo fischen und wegwerfen. Den Sugo mit Salz und Pfeffer abschmecken, die Petersilie einrühren, mit den Bandnudeln anrichten. Mit Thymian garniert servieren.

TIP! Der Sugo schmeckt auch gut, wenn Sie anstelle des Specks 200 g Hackfleisch verwenden.

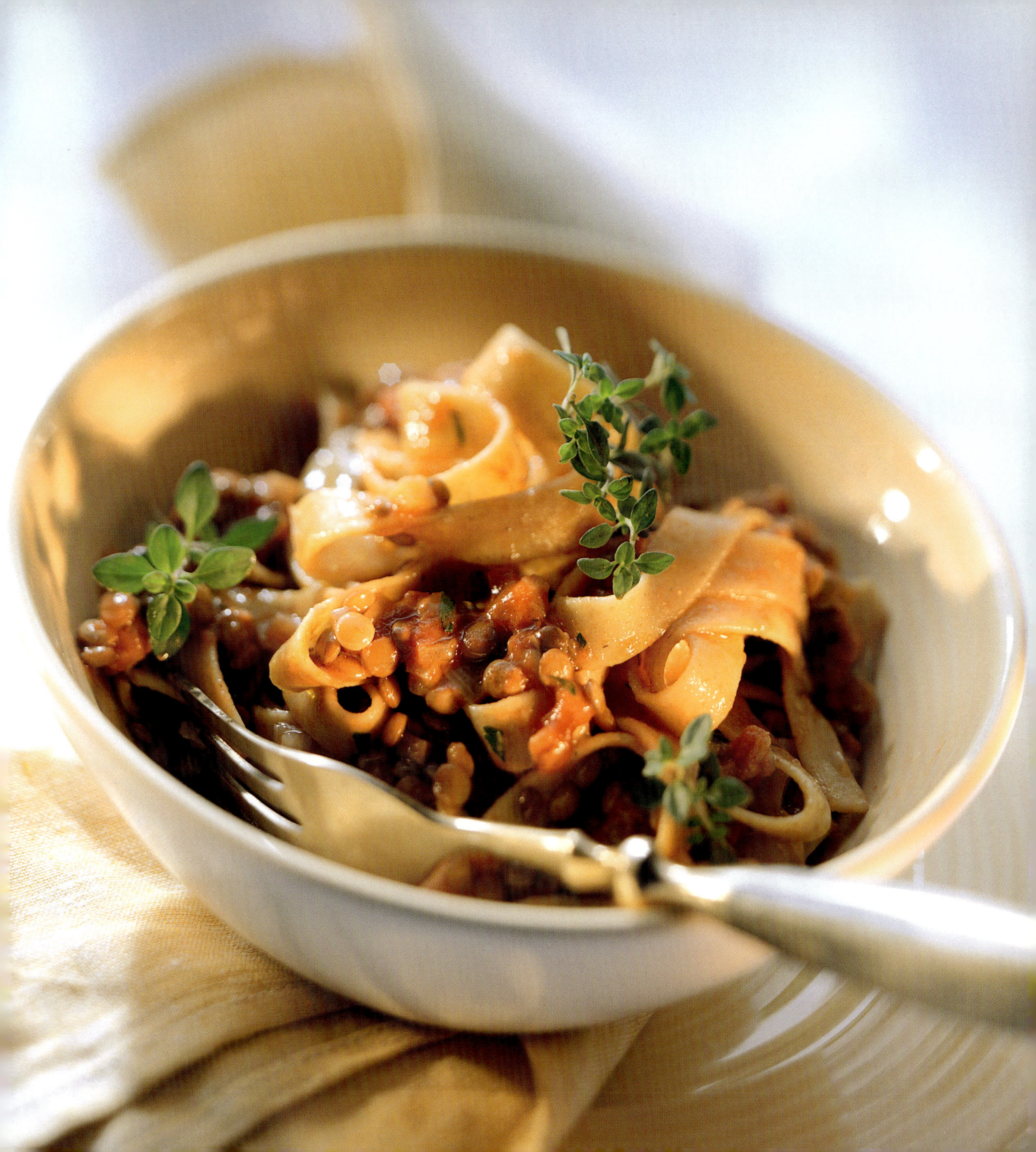

Wirsingfleckerl mit Schinken

gut für die Konzentration • preiswert

Für 4 Personen

1/2 Wirsing (etwa 500 g)
300 g helle Lasagneblätter
Salz
200 g gekochter Schinken am Stück
1 Zwiebel
2 EL Öl
1 TL Zucker
100 ml Gemüsebrühe
1 TL Kümmel
schwarzer Pfeffer
Paprika, edelsüß

Zubereitungszeit: 40 Min.

Pro Person etwa:
22 g E/ 12 g F/ 65 g KH
465 kcal

Wirsing waschen, putzen, halbieren und den Strunk herausschneiden. Wirsinghälften in kurze, feine Streifen schneiden. Die Lasagneblätter in Salzwasser bißfest kochen.

Inzwischen den Schinken in kurze, feine Streifen schneiden. Die Zwiebel schälen und hacken. Das Öl in einer großen Pfanne erhitzen und den Zucker darin schmelzen lassen. Die Zwiebel hinzufügen und unter Rühren hellgelb andünsten, mit Brühe ablöschen. Den Wirsing dazugeben, mit Kümmel, Salz und Pfeffer würzen und zugedeckt bei schwacher Hitze unter gelegentlichem Rühren in 15–20 Min. weich dünsten.

Nudelblätter abgießen, kurz abtropfen lassen und etwas abgekühlt in mundgerechte Stücke zupfen. Mit dem Schinken unter das Kraut mischen und alles zusammen zugedeckt bei schwacher Hitze noch 5 Min. ziehen lassen.

Wirsingfleckerl mit Salz und Pfeffer abschmecken und mit etwas Paprikapulver bestäubt servieren.

Graupen-Pilz-Risotto

gut zum Entspannen • preiswert

Für 4 Personen

1 Zwiebel
2 EL Öl
250 g Graupen
1 Lorbeerblatt
1 l Gemüsebrühe
250 g gemischte frische Pilze (z. B. Pfifferlinge, Champignons, Egerlinge)
Salz
2 EL Zitronensaft
schwarzer Pfeffer
1 große Tomate
50 g frisch geriebener Parmesan
2 Knoblauchzehen
1 Bund Schnittlauch

Zubereitungszeit: 40 Min.

Pro Person etwa:
18 g E/ 12 g F/ 71 g KH
455 kcal

Zwiebel schälen und hacken. Das Öl in einem breiten Topf erhitzen, die Zwiebel darin glasig dünsten. Graupen und Lorbeerblatt hinzufügen, die Brühe angießen. Aufkochen und zugedeckt bei schwacher Hitze 20 Min. köcheln lassen.

Inzwischen die Pilze putzen, möglichst nicht waschen, sondern nur mit Küchenpapier abreiben. In Scheiben schneiden oder vierteln. Pilze ohne Fett in eine Pfanne geben, leicht salzen und bei mittlerer bis starker Hitze anbraten. Mit Zitronensaft und frisch gemahlenem Pfeffer würzen. Beiseite stellen.

Tomate waschen und klein würfeln, dabei den Stielansatz entfernen. Tomatenwürfel und Pilze zu den Graupen geben und unterheben. Alles zusammen noch 8–10 Min. zugedeckt sanft köcheln lassen, bis die Flüssigkeit weitgehend aufgesogen ist. Dabei ab und zu umrühren, damit nichts ansetzt.

Lorbeerblatt aus dem Risotto entfernen. Den Parmesan unterrühren, Risotto mit Salz und Pfeffer würzen. Knoblauch schälen, dazupressen und untermischen. Den Schnittlauch waschen, trockentupfen, in Röllchen schneiden und darüber streuen. Risotto sofort servieren.

Gemüse-Couscous

gelingt leicht • mineralstoffreich

FÜR 4 PERSONEN

400 g Couscous (vorgekocht)
Salz · 50 g Rosinen
250 g Schmand oder saure Sahne
Cayennepfeffer
2 rote Paprikaschoten
2 Zwiebeln
2 kleine Zucchini
1 Bund Petersilie
50 g geschälte Mandeln
3 EL kaltgepreßtes Olivenöl
100 ml Gemüsebrühe
2–3 EL Zitronensaft
schwarzer Pfeffer

ZUBEREITUNGSZEIT: 35 MIN.

Pro Person etwa:
20 g E/ 29 g F/ 100 g KH
740 kcal

COUSCOUS in eine Schüssel füllen. 400 ml Wasser aufkochen lassen, leicht salzen und den Couscous damit übergießen. Zugedeckt quellen lassen, bis das Wasser aufgesogen ist. Die Rosinen mit Wasser bedecken und einweichen.

INZWISCHEN den Schmand oder die saure Sahne mit Cayennepfeffer würzen. Das Gemüse waschen und putzen. Paprikaschoten in Streifen, Zwiebeln in feine Ringe schneiden. Zucchini längs vierteln und in 2 cm lange Stücke schneiden. Petersilienblättchen von den Zweigen zupfen, die Mandeln grob hacken.

MANDELN in einer großen Pfanne bei mittlerer Hitze ohne Fett goldgelb anrösten, herausnehmen und beiseite stellen.

ÖL in der Pfanne erhitzen, das Gemüse darin unter ständigem Rühren anbraten. Brühe angießen, den Couscous auflockern und unterheben. Die Rosinen abgießen und hinzufügen. Alles zusammen unter Rühren in etwa 5 Min. heiß werden lassen. Couscous mit Zitronensaft, Salz und Pfeffer abschmecken. Mandeln und Petersilie unterheben. Den Schmand oder die saure Sahne getrennt dazu servieren.

TIPS! Wer möchte, kann in den Schmand noch 1 oder 2 durchgepreßte Knoblauchzehen rühren. Hübsch sieht das Gericht auch aus, wenn Sie den Couscous pyramidenförmig auf eine Platte geben und das Gemüse rundherum verteilen. Alles mit Petersilienblättchen garnieren.

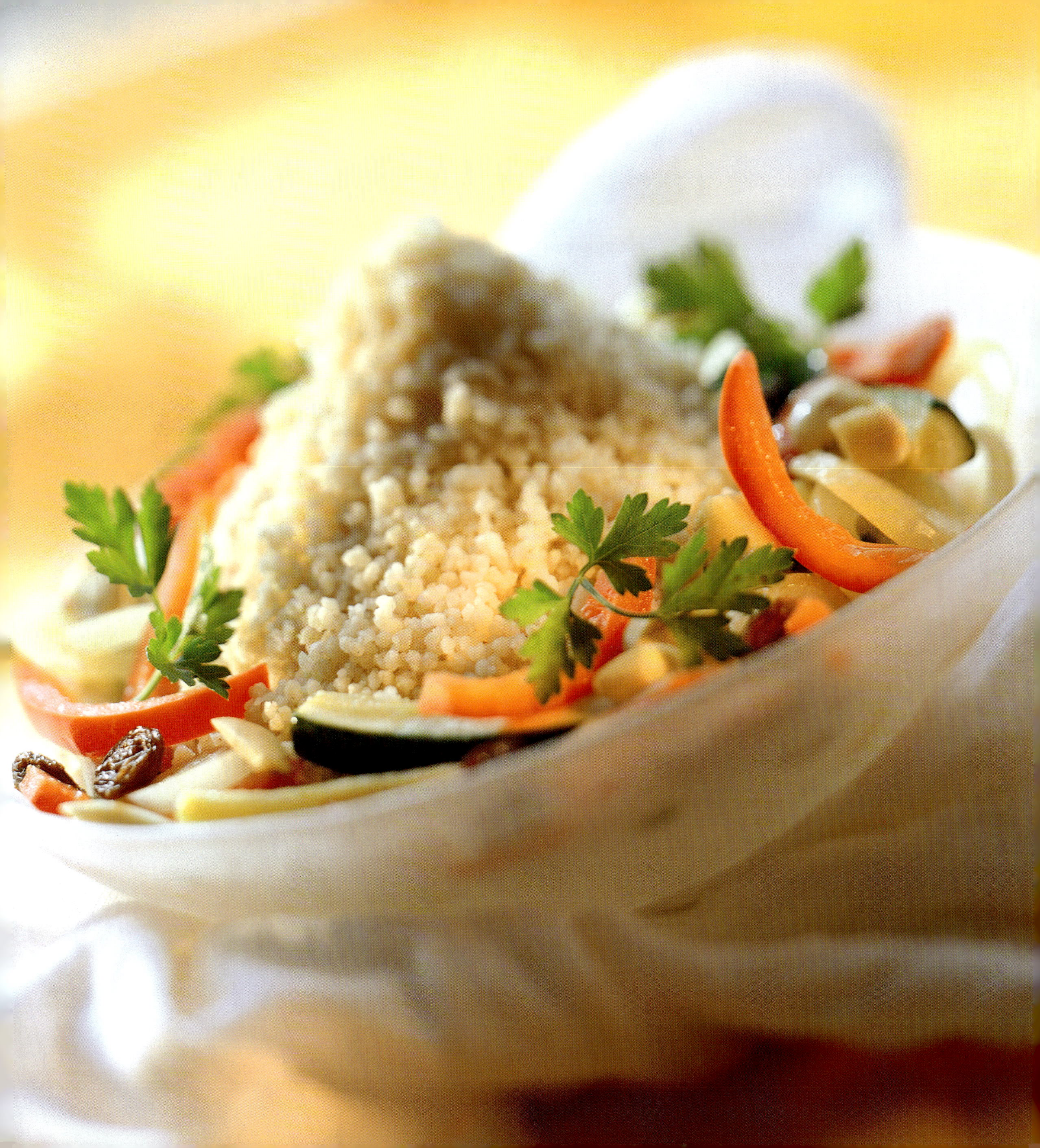

Gelbe Linsen mit Mango

gelingt leicht • reich an Eisen

FÜR 4 PERSONEN

200 g gelbe Linsen (Asienladen)
2 milde grüne Chilischoten
1/2 TL Kurkuma (Gelbwurz)
3 Gewürznelken
2 grüne Kardamomkapseln
1/4 Zimtstange
1 reife Mango (ersatzweise Papaya)
2 EL Butterschmalz
Salz
2 EL Limetten- oder Zitronensaft
4 Zweige Koriandergrün

ZUBEREITUNGSZEIT: 30 MIN.

Pro Person etwa:
12 g E/ 8 g F/ 30 g KH
240 kcal

LINSEN verlesen, in einem Sieb unter fließendem Wasser waschen. Chillies waschen, Stielansätze entfernen, die Schoten längs halbieren und entkernen.

LINSEN mit 600 ml Wasser, Chilischoten und Kurkuma in einen Topf geben. Unter gelegentlichem Rühren aufkochen und bei schwacher Hitze zugedeckt 12–15 Min. köcheln lassen; sie sollen weich werden, aber nicht zerfallen.

INZWISCHEN in einer trockenen Pfanne Nelken, Kardamom und Zimt 3 Min. unter Rühren bei mittlerer Hitze anrösten. Anschließend abkühlen lassen und im Mörser fein zerstoßen oder im elektrischen Zerhacker sehr fein zerkleinern.

MANGO schälen, das Fruchtfleisch in großen Stücken vom Stein abschneiden, in Streifen oder Würfel schneiden. Gegarte Linsen in ein Sieb schütten und abtropfen lassen.

BUTTERSCHMALZ erhitzen, die Gewürzmischung einrühren. Die Linsen hinzufügen und die Mango unterheben. Linsen mit Salz und Limetten- oder Zitronensaft abschmecken. Den Koriander waschen, trockenschütteln, die Blättchen abzupfen und darüber streuen.

LINSEN passen zu Reis, aber auch als Beilage zu kurzgebratenem Fleisch.

TIP! Soll es schnell gehen, können Sie die Gewürze nach dem Anrösten auch ganz lassen und beim Essen herausfischen.

Grüner Kichererbsen-Reis

gut zum Entspannen • preiswert

Für 4 Personen

200 g getrocknete Kichererbsen
1 Bund Frühlingszwiebeln
300 g Zucchini
4–5 EL Olivenöl
Salz
schwarzer Pfeffer
1 EL Paprika, rosenscharf
250 g Langkornreis (parboiled)
3 Zweige Minze (oder Basilikum)
3–4 EL Zitronensaft

Einweichzeit: über Nacht
Zubereitungszeit: 1 Std. 10 Min.

Pro Person etwa:
14 g E/ 12 g F/ 47 g KH
350 kcal

Kichererbsen am Vorabend in einem Topf mit Wasser bedecken, über Nacht einweichen.

Am nächsten Tag im Einweichwasser aufkochen und zugedeckt bei mittlerer Hitze 30 Min. köcheln lassen.

Währenddessen Frühlingszwiebeln und Zucchini waschen und putzen. Von den Frühlingszwiebeln das Weiße in feine Scheiben, das Grün in etwa 3 cm lange Stücke schneiden. Zucchini würfeln. Kichererbsen abgießen, den Kochsud auffangen.

Zucchiniwürfel und Zwiebelstücke im Öl unter Rühren anbraten. Herausheben, salzen und pfeffern. Die weißen Zwiebelringe im Bratfett glasig werden lassen. Paprika darüber stäuben und unterheben, salzen und pfeffern.

Reis, Kichererbsen und 1/2 l Kochsud in einem Topf aufkochen und zugedeckt bei schwacher Hitze etwa 20 Min. köcheln lassen. Falls nötig, währenddessen noch etwas Kochsud zugießen.

Minze waschen und die Blättchen fein hacken. Kurz vor Garzeitende Frühlingszwiebeln und Zucchiniwürfel unter den Kichererbsen-Reis mischen, heiß werden lassen. Die Minze unterheben, Reis mit Salz, Pfeffer und Zitronensaft abschmecken.

Tip! Kichererbsen-Reis als vegetarische Hauptmahlzeit oder für 6 Personen als Beilage zu kurzgebratenem Fleisch genießen.

FISCH UND MEERESFRÜCHTE*

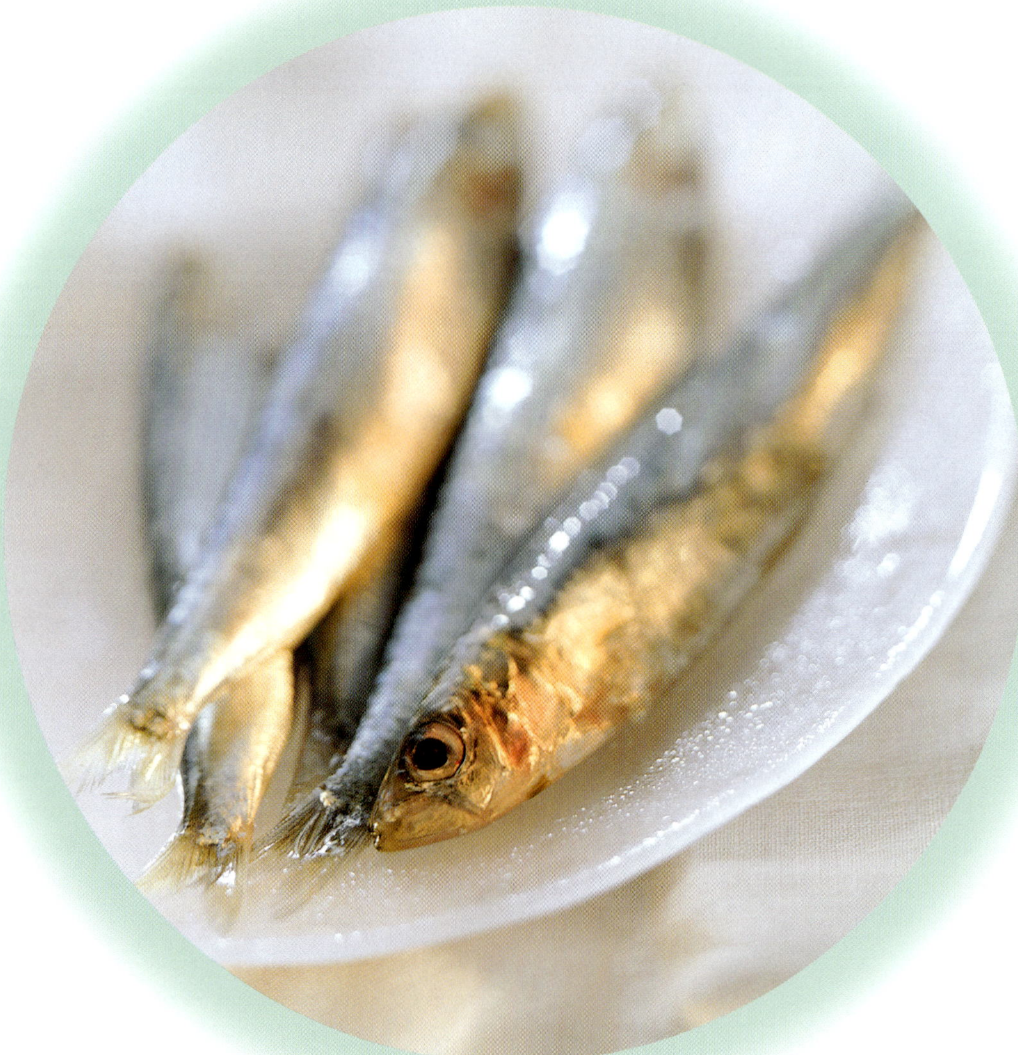

*

Experten empfehlen, mindestens zweimal pro Woche Fisch oder Meeresfrüchte zu essen. Denn sie stimulieren unsere geistige Energie. Das leicht verdauliche Eiweiß mit den aktivierenden Aminosäuren gibt dem Gehirn den richtigen Kick, wenn es bei Ihnen um Kreativität, analytisches Denken und Durchsetzungsvermögen geht.

Vitalstoffe wie Selen, Zink und Eisen schützen vor schädlichen Stoffwechselprodukten.

Fisch enthält erfreulich wenig Fett, und selbst in diesem steckt viel Gutes: Die Omega-3-Fettsäuren, vor allem in Lachs, Hering, Thunfisch, Makrele und Sardine, halten die Gehirnzellen elastisch und fit.

Der regelmäßige Genuß von Fisch und Meeresfrüchten läßt Sie schneller denken und reagieren. Abgesehen von ihrer wohltuenden Wirkung sind die Köstlichkeiten aus Fluß, See und Meer auch immer ein kulinarisches Highlight.

Schellfisch mit Erdnußkruste

preiswert • vitaminreich

Für 4 Personen

800 g junge Möhren
1 EL brauner Zucker
50 g Butter
2 EL Weißweinessig
50 g ungesalzene Erdnüsse
3 EL Semmelbrösel
4 Schellfischkoteletts (je etwa 200 g)
Salz
weißer Pfeffer
3–4 EL Mehl
1 Ei
1 EL Öl
1–2 EL trockener Sherry (ersatzweise Gemüsebrühe)

Zubereitungszeit: 35 Min.

Pro Person etwa:
46 g E/ 23 g F/ 23 g KH
490 kcal

Möhren putzen und schälen, dabei 2 cm vom Grün daranlassen, 2 Stengel vom Möhrengrün beiseite legen.

Zucker in einem breiten Topf bei mittlerer Hitze schmelzen lassen. Die Hälfte der Butter und den Essig dazugeben und rühren, bis sich der Zucker gelöst hat. Die unzerteilten Möhren hinzufügen und zugedeckt bei schwacher Hitze in 20 Min. bißfest dünsten.

Inzwischen die Erdnüsse sehr fein hacken, mit den Semmelbröseln vermischen. Die Fischkoteletts trockentupfen, salzen und pfeffern. Zuerst im Mehl, dann im verquirlten Ei und zum Schluß in der Erdnuß-Semmelbrösel-Mischung wenden. Die Panade leicht andrücken.

Öl und übrige Butter erhitzen und den Fisch darin bei schwacher Hitze auf jeder Seite in 4 Min. goldbraun braten.

Möhrengrün waschen und fein hacken. Die Möhren mit Pfeffer, Salz und Sherry abschmecken. Mit dem Schellfisch anrichten und mit Möhrengrün bestreuen.

Als Beilage passen Kartoffelpüree oder kleine Kartoffeln.

Gedämpfte Makrelen

reich an essentiellen Fettsäuren

Für 4 Personen

2 küchenfertige Makrelen (je etwa 500 g)
Salz · 2 EL Öl
2 EL Reiswein oder trockener Sherry (ersatzweise Gemüsebrühe)
4 EL helle Sojasauce
2 TL Chiliöl
1 TL Zucker
1 walnußgroßes Stück frischer Ingwer
2 Möhren
150 g Lauch
einige Koriander- oder Petersilienblättchen
4 Limettenscheiben

Zubereitungszeit: 30 Min.

Pro Person etwa:
30 g E/ 22 g F/ 6 g KH
385 kcal

Makrelen innen und außen waschen, gut trockentupfen und auf beiden Seiten dreimal diagonal 1/2 cm tief einschneiden. Außen und innen leicht salzen. Makrelen nebeneinander in eine leicht eingeölte Gratinform legen.

Restliches Öl, Reiswein oder Sherry, Sojasauce und Chiliöl verrühren. Die Fische damit innen und außen einpinseln. Mit Zucker bestreuen.

Ingwer schälen, Möhren und Lauch waschen und putzen. Alles in kurze feine Streifen schneiden und über die Fische verteilen.

Gratinform auf eine umgedrehte Tasse in einen breiten Topf setzen. Den Topf mit heißem Wasser bis 3 cm unter den Gratinformboden auffüllen. Die Makrelen zugedeckt im Wasserdampf 12–15 Min. garen.

Vor dem Servieren mit Kräuterblättchen und Limettenscheiben garnieren.

Dazu paßt körnig gekochter Reis.

Tip! Anstelle von Makrelen können Sie auch 2 größere oder 4 kleine Forellen auf diese Weise zubereiten.

Fisch-Orangen-Pfanne

gut für die Konzentration

Für 4 Personen

500 g Fischfilet (Rotbarsch oder Kabeljau)
Salz · weißer Pfeffer
etwas Zitronensaft
2 EL Pinienkerne
500 g Fenchel
2 dünne Stangen Lauch
4 EL Öl
150 ml Gemüsebrühe
3 Orangen (davon 1 unbehandelt)
1 EL Zucker
150 g Sahne
2 EL Anisschnaps (z. B. Pernod)

Zubereitungszeit: 45 Min.

Pro Person etwa:
27 g E/ 24 g F/ 22 g KH
420 kcal

Fischfilet trockentupfen, längs halbieren und in nicht zu kleine Stücke schneiden. Mit Salz, Pfeffer und Zitronensaft würzen.

Pinienkerne in einer Pfanne ohne Fett bei mittlerer Hitze unter Rühren goldgelb rösten und beiseite stellen.

Fenchel putzen, in dünne Scheiben schneiden, das zarte Grün beiseite legen. Den Lauch waschen und putzen. Das Weiße würfeln, den Rest schräg in 4 cm lange Stücke schneiden.

Lauchwürfel, Lauchstücke und Fenchelscheiben in 2 EL Öl andünsten, Brühe hinzufügen, das Gemüse zugedeckt bei mittlerer Hitze in 4–5 Min. bißfest garen. Salzen und pfeffern.

Fischstücke im übrigen Öl von beiden Seiten 2–3 Min. anbraten, warm stellen. Die unbehandelte Orange waschen, abtrocknen und 1 TL Schale abreiben, Orange schälen und filetieren. Übrige Orangen auspressen.

Zucker in einer Pfanne bei mittlerer Hitze schmelzen lassen, mit Orangensaft, Orangenschale und Sahne ablöschen, sämig einköcheln lassen. Die Sauce mit Anisschnaps, Salz und Pfeffer abschmecken. Fischstücke und Orangenfilets in der Sauce erwärmen.

Fenchel-Lauch-Gemüse auf Teller verteilen. Fisch und Sauce darauf anrichten, mit Pinienkernen und Fenchelgrün bestreuen.

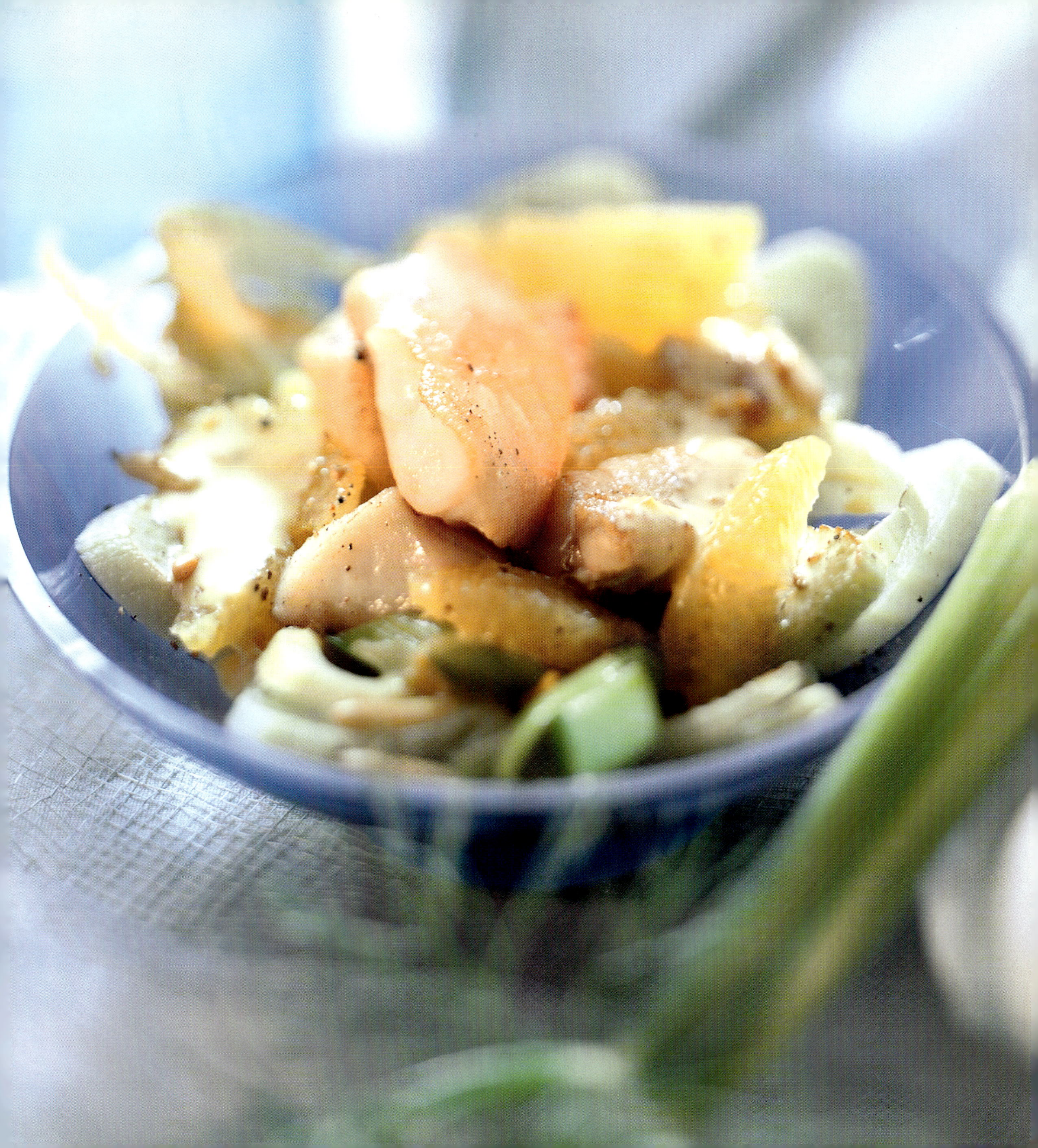

Petersfisch mit Melonengemüse

sommerlich • vitaminreich

Für 4 Personen

1 kleine Möhre
2 Stangen Sellerie
100 g Lauch
2 EL Öl
150 ml trockener Weißwein (ersatzweise Fischfond)
1 Lorbeerblatt
1 Zweig Thymian
500 g Petersfisch- oder Steinbeißerfilets
2 EL Zitronensaft
Salz · weißer Pfeffer
1/2 Kantalup-Melone
3 Frühlingszwiebeln
3 EL Crème fraîche

Zubereitungszeit: 55 Min.

Pro Person etwa:
23 g E/ 8 g F/ 6 g KH
210 kcal

Gemüse waschen, putzen, klein würfeln und im Öl anbraten. Mit Wein und 300 ml Wasser ablöschen. Lorbeerblatt und Thymian hinzufügen, alles zugedeckt bei schwacher Hitze 20 Min. köcheln lassen.

Inzwischen die Fischfilets trockentupfen und längs halbieren. Mit etwas Zitronensaft, Salz und Pfeffer würzen. Die Melone halbieren, entkernen und schälen. Das Fruchtfleisch zuerst in etwa 1 1/2 cm dicke Scheiben, dann in Würfel schneiden. Frühlingszwiebeln putzen und in 1 cm breite Stücke schneiden.

Backofen auf 75° vorheizen. Den Gemüsesud durch ein Sieb gießen, das Gemüse beiseite stellen. Melone und Frühlingszwiebeln im Sud bei schwacher Hitze in 1–2 Min. heiß werden lassen. Herausheben und im Backofen warm stellen.

Fisch (eventuell portionsweise) in den Sud legen und bei schwacher Hitze zugedeckt in 5–7 Min. gar ziehen lassen. Herausheben, warm stellen.

Gemüse samt Sud fein pürieren und durch ein Sieb streichen. Crème fraîche unterrühren und alles bei starker Hitze zu einer sämigen Sauce einkochen lassen. Mit Salz, Pfeffer und etwas Zitronensaft abschmecken.

Fischfilets mit dem Melonengemüse auf vorgewärmten Tellern anrichten, über den Fisch jeweils Sauce löffeln.

Sardinen auf Spaghettini

reich an essentiellen Fettsäuren

Für 4 Personen

750 g küchenfertige Sardinen (frisch oder tiefgekühlt)
Saft von 1/2 Zitrone
2 Sardellenfilets
1 Fenchelknolle (etwa 300 g)
1 Bund Suppengrün
1 Zwiebel
5 EL Olivenöl
1 TL abgeriebene unbehandelte Zitronenschale
3 EL frisch gehackte Petersilie
1/4 l Gemüsebrühe
1 Knoblauchzehe
schwarzer Pfeffer · Salz
400 g Spaghettini
3 EL Mehl

Zubereitungszeit: 40 Min.

Pro Person etwa:
41 g E/ 18 g F/ 91 g KH
725 kcal

Frische oder aufgetaute Sardinen filetieren, kurz waschen und gut trockentupfen. Mit Zitronensaft beträufeln und zugedeckt kalt stellen. Die Sardellenfilets abspülen, trockentupfen und fein hacken.

Fenchel und Suppengrün waschen, putzen und in kleine Würfel schneiden. Etwas vom zarten Fenchelgrün beiseite legen. Die Zwiebel schälen, fein hacken.

In einem breiten Topf 2 EL Öl erhitzen. Fenchel, Zwiebel und Suppengrün darin 3 Min. andünsten. Zitronenschale, die Petersilie, die gehackten Sardellenfilets und die Brühe zum Gemüse geben, die Sauce unter gelegentlichem Rühren 5 Min. köcheln lassen. Knoblauch schälen und dazupressen, die Sauce mit Pfeffer und Salz abschmecken, warm halten.

Spaghettini in reichlich Salzwasser bißfest kochen. Inzwischen die Sardinenfilets trockentupfen, salzen, pfeffern, in Mehl wenden und im restlichen Öl auf beiden Seiten in 1–2 Min. goldbraun braten.

Nudeln abgießen, abtropfen lassen, mit der Sauce vermischen und mit den Sardinenfilets in tiefen Tellern anrichten. Mit Fenchelgrün dekorieren und sofort servieren.

Lachsforelle mit Fenchel-Anis-Sauce

reich an essentiellen Fettsäuren

Für 4 Personen

1 Lachsforelle (etwa 1 kg)
Salz · weißer Pfeffer
etwas Zitronensaft
1 große Fenchelknolle
1,2 kg Blattspinat
3 Schalotten
3 EL Butter
200 ml Fischfond (aus dem Glas)
200 ml trockener Weißwein (ersatzweise Fischfond)
2 EL Crème fraîche
frisch geriebene Muskatnuß
4 cl Anisschnaps (etwa Pernod)

Zubereitungszeit: 1 Std.

Pro Person etwa:
46 g E/ 13 g F/ 20 g KH
425 kcal

Forelle abspülen und gut trockentupfen. Innen und außen mit Salz, Pfeffer und Zitronensaft würzen. Fenchel putzen, halbieren und in feine Streifen schneiden, Fenchelgrün beiseite legen. Spinat waschen und verlesen, grobe Stiele entfernen. Tropfnasse Spinatblätter in einen hohen Topf füllen, bei mittlerer Temperatur zusammenfallen, dann abtropfen lassen. Den Backofen auf 200° vorheizen.

Schalotten schälen und fein hacken. In einem Bräter 1 EL Butter erhitzen, Fenchel und Schalotten darin andünsten. Fond, Wein und Crème fraîche einrühren. Die Forelle hineinlegen, mit etwas flüssiger Butter bepinseln und im Ofen (Mitte, Umluft 180°) in 20–25 Min. garen.

Inzwischen den Spinat in der restlichen Butter heiß werden lassen. Mit Salz, Pfeffer und Muskat würzen.

Lachsforelle aus dem Bräter heben, filetieren und zugedeckt im abgeschalteten Ofen warm stellen.

Fischsud samt Gemüse pürieren und durch ein Sieb in ein Töpfchen gießen. Die Sauce unter Rühren sämig einkochen lassen, mit Anisschnaps, Salz und Pfeffer abschmecken.

Spinat, Lachsforelle und Sauce auf Tellern anrichten und mit Fenchelgrün garnieren.

Als Beilage schmecken ganz kleine, gebratene Kartoffeln.

Tip! Wer den Anisgeschmack gerne hat, kann noch einige Anissamen über das Gericht streuen.

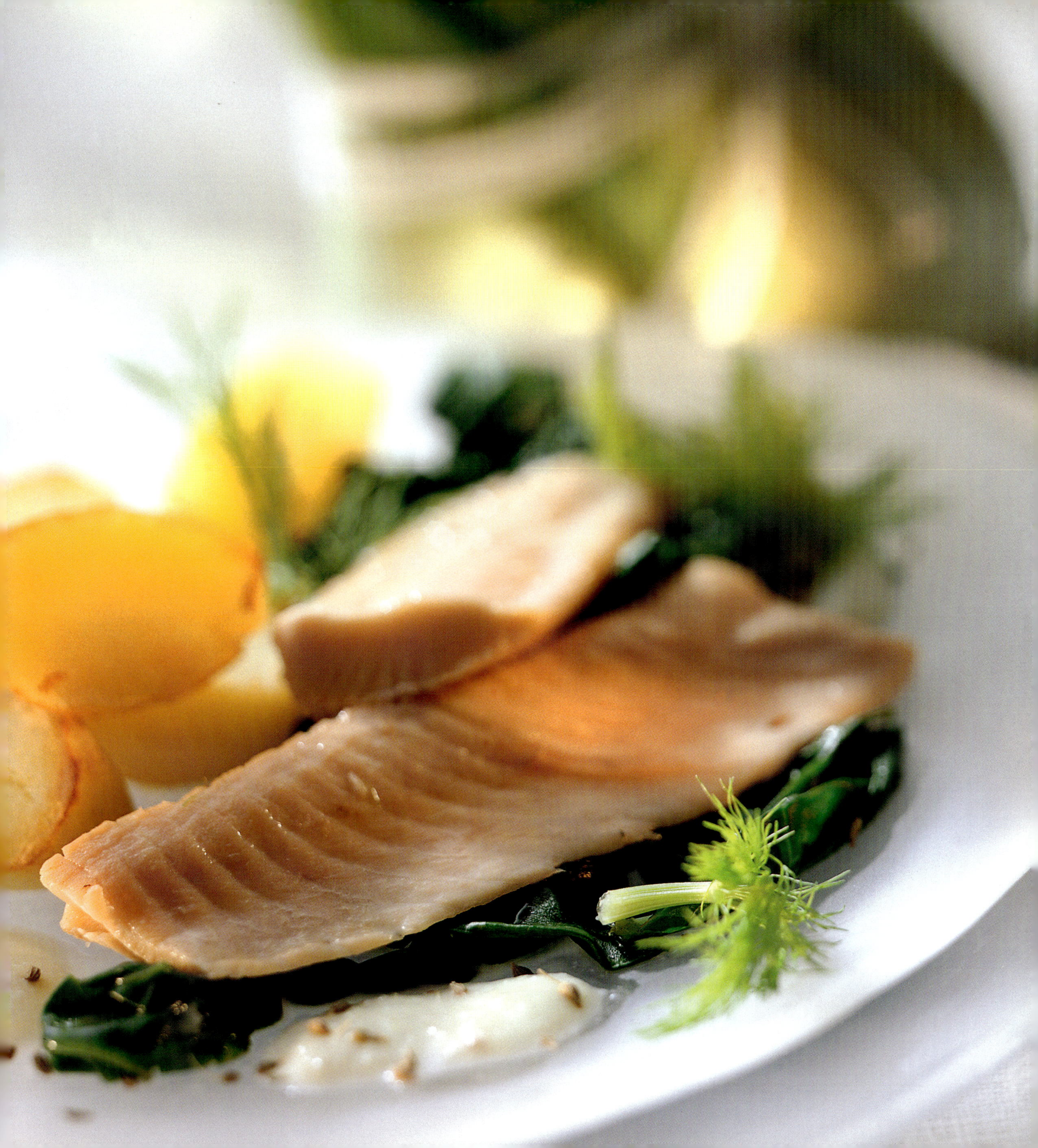

Seeteufel mit vanillierter Sauce

für die gute Laune • für Gäste

Für 4 Personen

2 Vanilleschoten
1 Stengel Zitronengras (ersatzweise 1 Stück Limetten- oder Zitronenschale)
400 ml Fischfond (aus dem Glas)
1 Möhre (etwa 100 g)
1 kleine Stange Sellerie (etwa 100 g)
3 EL Crème fraîche
700 g Seeteufelmedaillons (etwa 2 cm dick geschnitten)
Salz · weißer Pfeffer
1 EL Öl
1 EL Butter

Zubereitungszeit: 45 Min.

Pro Person etwa:
30 g E/ 10 g F/ 13 g KH
270 kcal

Vanilleschoten längs aufschlitzen. Vom Zitronengras lose und trockene Hüllblätter entfernen. Stengel waschen und vom unteren Teil 5 cm abschneiden, längs halbieren und mit der breiten Seite eines Messers leicht quetschen. Zitronengrashälften und Vanilleschoten mit dem Fischfond in einen Topf geben, einmal aufkochen und zugedeckt auf der ausgeschalteten Herdplatte 15 Min. ziehen lassen.

Inzwischen Möhre und Sellerie putzen, waschen und in feine, streichholzlange Stücke (Juliennes) schneiden.

Fischsud durch ein Sieb in einen anderen Topf gießen. Die Vanilleschoten beiseite legen. Sud ohne Deckel bei starker Hitze auf die Hälfte einkochen lassen. Möhren- und Selleriestreifen hinzufügen und 2 Min. mitköcheln lassen.

Vanillemark aus den Schoten kratzen, in den Sud geben. Crème fraîche hinzufügen und unterrühren, alles unter gelegentlichem Rühren zu einer leicht sämigen Sauce einköcheln lassen.

Währenddessen die Fischmedaillons trockentupfen, nur ganz leicht salzen und pfeffern. Öl und Butter in einer großen Pfanne erhitzen, die Medaillons darin von beiden Seiten bei mittlerer Hitze je knapp 2 Min. braten. Seeteufel und Sauce auf vorgewärmten Tellern anrichten.

Als Beilage eine Wildreis-Mischung servieren.

Thailändisches Garnelen-Curry

scharf • mineralstoffreich

Für 4 Personen

500 g rohe ungeschälte Garnelenschwänze
150 g reife Ananas
100 g Cocktailtomaten
2 Zweige Thai-Basilikum (ersatzweise europäisches Basilikum)
300 ml ungesüßte Kokosmilch (aus der Dose)
2 EL rote Currypaste
2–3 EL Limetten- oder Zitronensaft
2 TL brauner Zucker
3 EL Fischsauce (ersatzweise helle Sojasauce)
Salz

Zubereitungszeit: 35 Min.

Pro Person etwa:
19 g E/ 5 g F/ 10 g KH
165 kcal

Garnelenschwänze waschen, aus den Schalen lösen, längs halbieren und die dünnen dunklen Därme entfernen.

Ananas schälen, den Strunk entfernen und das Fruchtfleisch klein würfeln. Die Tomaten waschen, abtrocknen und quer halbieren. Basilikum waschen, trockentupfen und die Blättchen von den Zweigen zupfen.

In einem Wok oder breiten Topf 50 ml Kokosmilch erhitzen. Die Currypaste hinzufügen und unter Rühren 1 Min. köcheln lassen. Übrige Kokosmilch, Ananaswürfel, Tomatenhälften, 2 EL Limetten- oder Zitronensaft, Zucker und Fischsauce unterrühren, alles bei schwacher Hitze 2 Min. köcheln lassen.

Garnelenschwänze dazugeben und in der Sauce 2 Min. garen. Die Basilikumblättchen grob zerzupfen und untermischen. Das Curry mit Salz und übrigem Limetten- oder Zitronensaft leicht säuerlich abschmecken.

Dazu Duft- oder Basmatireis servieren.

Tips! Auf diese Weise können Sie auch ein Fischcurry zubereiten: Dafür die Garnelenschwänze einfach gegen Fischfilet austauschen. Statt der Ananas zur Abwechslung kurz blanchierte Zuckerschoten verwenden.

Die asiatischen Zutaten bekommen Sie in der Asienabteilung gut sortierter Supermärkte oder in Asienläden.

Meeresfrüchte mit Minze

reich an essentiellen Aminosäuren

Für 4 Personen

1 rote Paprikaschote
200 g Sojabohnensprossen
2 Schalotten
1–2 Knoblauchzehen
1 frische rote Chilischote
2 Zweige Minze
1/2 Bund Schnittlauch
2 EL Öl
300 g küchenfertige Tintenfische
300 g rohe geschälte Garnelen
2 EL Austernsauce
2 EL Fischsauce (ersatzweise Sojasauce)
1 TL Krabben- oder Anchovispaste
Salz · schwarzer Pfeffer

Zubereitungszeit: 30 Min.

Pro Person etwa:
20 g E/ 9 g F/ 7 g KH
225 kcal

Paprikaschote waschen, vierteln, putzen und in feine Streifen schneiden. Die Sojabohnensprossen verlesen, waschen und gut abtropfen lassen. Schalotten und Knoblauchzehen schälen, fein würfeln. Die Chilischote putzen, waschen, längs halbieren, entkernen und in feine Streifen schneiden. Wer gerne sehr scharf ißt, braucht die Chilischote nicht zu entkernen.

Kräuter waschen und trockentupfen, die Minzeblättchen in Streifen, den Schnittlauch in feine Röllchen schneiden.

Öl in einem Wok oder in einer Pfanne erhitzen, Schalotten, Knoblauch und Chilischote darin anbraten. Tintenfische und Garnelen hinzufügen und 1 Min. unter ständigem Rühren mitbraten. Austernsauce, Fischsauce und Krabben- oder Anchovispaste vermischen, zu den Meeresfrüchten geben und zugedeckt 1 Min. köcheln lassen.

Paprika, Sojabohnensprossen und Minze unterheben, alles zusammen unter Rühren bißfest garen. Mit Salz und Pfeffer abschmecken. Die Meeresfrüchte mit Schnittlauchröllchen bestreuen und sofort servieren.

Dazu paßt am besten Basmati- oder Duftreis.

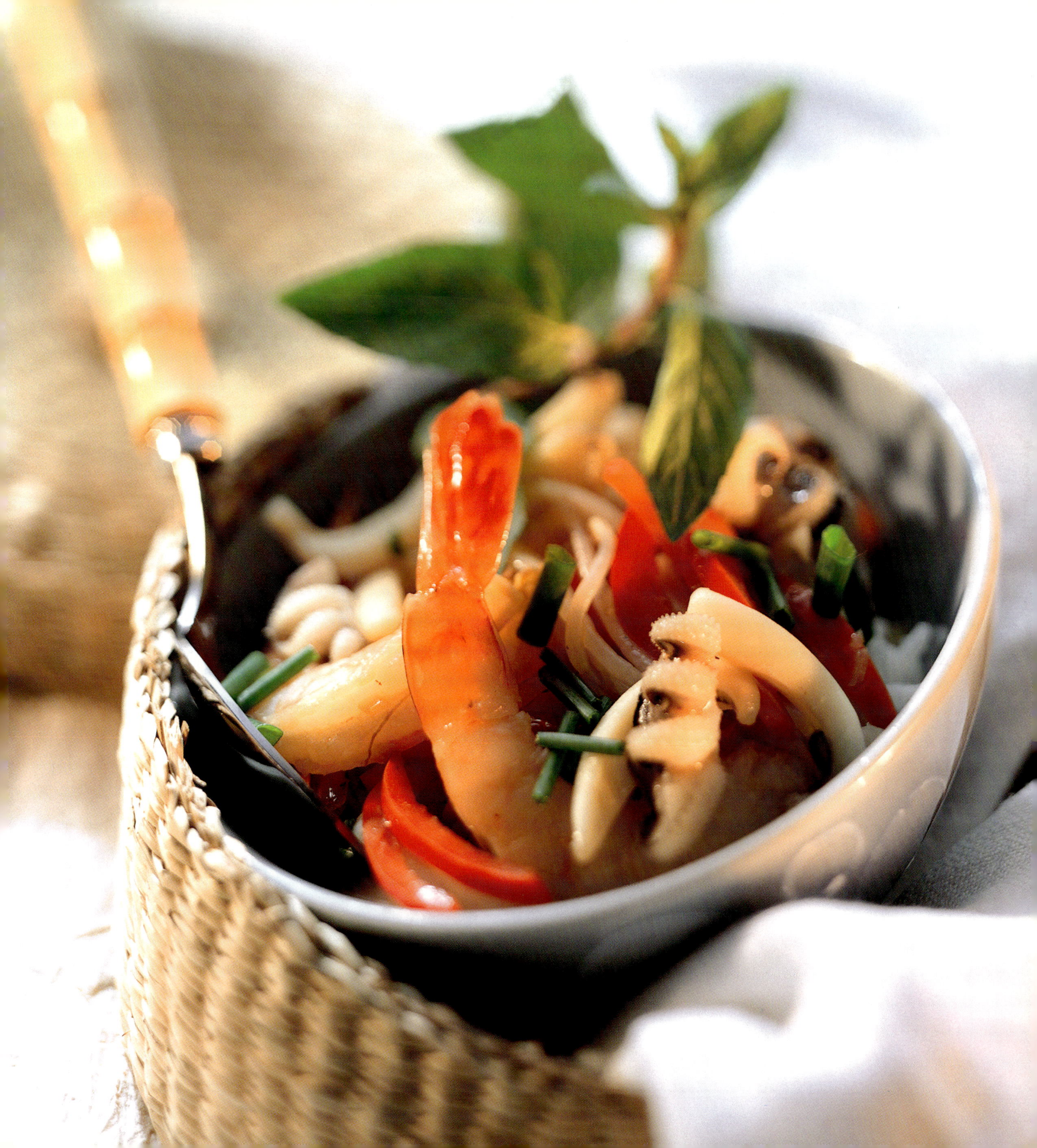

Meeresfrüchte-Risotto

für die gute Laune • für Gäste

Für 4 Personen

400 g küchenfertige gemischte Meeresfrüchte (tiefgekühlt oder aus dem Glas)
8 rohe ungeschälte Garnelenschwänze (etwa 150 g, frisch oder tiefgekühlt)
Saft von 1 Zitrone
8 Cocktailtomaten
1 Zwiebel · 1 Knoblauchzehe
4 EL Olivenöl
250 g Risottoreis (Vialone oder Avorio)
400 ml Fischfond (aus dem Glas)
4 cl trockener Wermutwein (z. B. Noilly Prat, nach Belieben)
300 ml Gemüsebrühe · 2 EL Butter
50 g frisch geriebener Parmesan
2 EL Petersilienblättchen
Salz · schwarzer Pfeffer

Zubereitungszeit: 35 Min. (ohne Auftauzeit)

Pro Person etwa:
28 g E/ 19 g F/ 54 g KH
530 kcal

Meeresfrüchte auftauen oder abtropfen lassen, tiefgekühlte Garnelen ebenfalls auftauen lassen. Die Meeresfrüchte anschließend mit Zitronensaft beträufeln. Von den Garnelen die Schalen bis auf das Schwanzende ablösen, mit einem spitzen Messer die Rücken längs einschneiden und den Darm entfernen. Garnelen abspülen und trockentupfen.

Tomaten waschen und halbieren. Zwiebel und Knoblauch schälen, sehr fein würfeln. 2 EL Öl in einem schweren Topf erhitzen, Zwiebel und Knoblauch darin andünsten. Den Reis hinzufügen und unter Rühren glasig werden lassen.

Mit 1 Tasse Fischfond und eventuell dem Wermut ablöschen, die Flüssigkeit ganz einkochen lassen. Nach und nach unter Rühren den restlichen Fond und die Brühe hinzufügen. Nach etwa 10 Min. die Meeresfrüchte unter den Reis heben. Zusammen in weiteren 10 Min. unter gelegentlichem Rühren fertiggaren.

Garnelen im restlichen Öl von jeder Seite etwa 2 Min. braten.

Butter in kleinen Stückchen, Käse und die Petersilie unter den Risotto mischen, mit Salz und Pfeffer abschmecken. Risotto auf vorgewärmte Teller verteilen, obenauf je 2 Garnelen setzen.

Muschelragout

schnell • mineralstoffreich

Für 4 Personen

500 g gegartes Muschelfleisch (tiefgekühlt oder aus dem Glas)
2 kleine Zwiebeln
1 Knoblauchzehe
1/2 Salatgurke
1 Tomate
3 EL Öl
200 g Schnellkochreis
300 ml Gemüsebrühe
Salz · schwarzer Pfeffer
100 ml Fischfond (aus dem Glas)
200 g Sahne
150 g ausgelöste Krebsschwänze
2 EL Dillspitzen

Zubereitungszeit: 25 Min. (ohne Antauzeit)

Pro Person etwa:
25 g E/ 26 g F/ 43 g KH
515 kcal

Muschelfleisch antauen oder abtropfen lassen. Zwiebeln und Knoblauch schälen, fein hacken. Die Gurke schälen, längs halbieren, entkernen und sehr fein würfeln. Die Tomate waschen, den Stielansatz entfernen und die Tomate ebenfalls fein würfeln.

In einem Topf die Hälfte der Zwiebel-Knoblauch-Mischung in 1 1/2 EL Öl andünsten. Reis und Gurke hinzufügen und kurz mitdünsten. Mit Gemüsebrühe ablöschen, salzen, pfeffern. Alles aufkochen und nach Anweisung garen.

Restliche Zwiebel-Knoblauch-Mischung im übrigen Öl andünsten. Fischfond, 150 g Sahne und die Tomate unterrühren. Die Muscheln hinzufügen und zugedeckt 5 Min. leicht köcheln lassen. Krebsschwänze unter das Ragout mischen und heiß werden lassen. Das Ragout mit Salz und Pfeffer abschmecken.

Dillspitzen waschen und trockentupfen, ein paar zum Garnieren beiseite legen. Übrigen Dill fein hacken, mit der restlichen Sahne unter den Gurkenreis heben, mit Salz und Pfeffer abschmecken. Das Muschelragout mit dem Gurkenreis anrichten und mit Dillspitzen garnieren.

GEFLÜGEL UND FLEISCH*

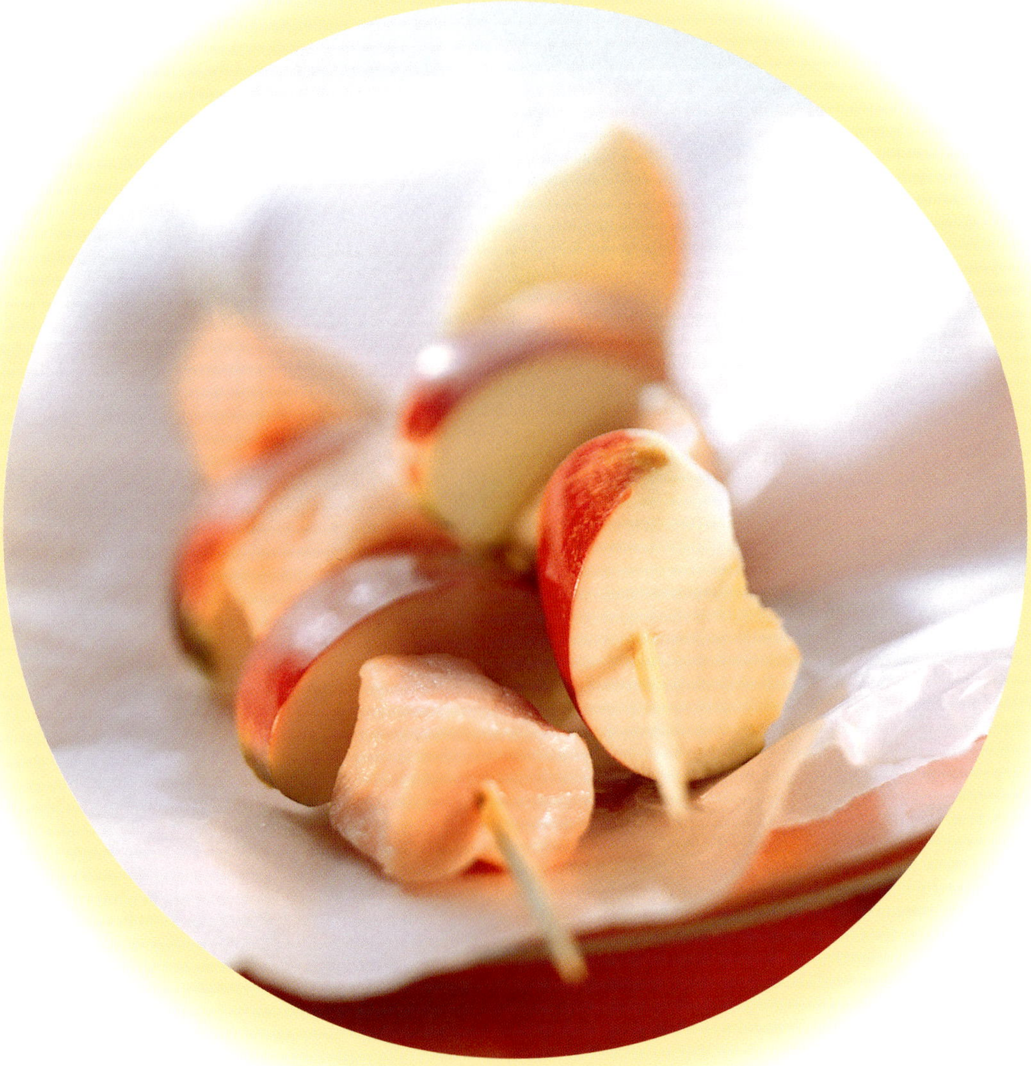

*

DAS Fleisch von Huhn, Pute und Ente ist kalorienarm und reich an hochwertigem Eiweiß, Mineralstoffen und Vitaminen. Ideal also für ein leichtes Essen, wenn Sie danach wach und konzentriert sein wollen oder müssen. Das gilt auch für mageres Kalb, Rind, Schwein, Lamm oder Wild.

DA Fleisch aber meist auch unerwünschte Begleitstoffe enthält, die gesundheitlich bedenklich sind, sollte es nicht öfter als zweimal pro Woche auf Ihren Teller kommen und dann nach Möglichkeit vom Bio-Metzger stammen.

MAGERES Fleisch gehört zu den wichtigsten Eisenlieferanten. Eisen ist für den Sauerstofftransport unentbehrlich, Sauerstoff wiederum für das Gehirn das Lebenselixier Nummer eins. Optimiert wird die Eisen-Verwertung, wenn Vitamin C mit im Spiel ist: Also dazu reichlich Gemüse und etwas frisches Obst essen oder Orangensaft trinken.

Putenbrust mit Tomaten-Papaya-Gratin

raffiniert • vitaminreich

Für 4 Personen

1 Papaya (etwa 500 g)
500 g kleine Tomaten
Salz · schwarzer Pfeffer
1 EL Butter
100 g Sahne
1/2 TL Curry
2 EL gemahlene Mandeln
50 g frisch geriebener Emmentaler
1 EL sehr fein gehackte Petersilie
400 g Putenbrustfilet
1–2 EL Butterschmalz

Zubereitungszeit: 35 Min.

Pro Person etwa:
31 g E/ 23 g F/ 11 g KH
375 kcal

Backofen auf 200° (Umluft 180°) vorheizen. Die Papaya schälen, der Länge nach vierteln und entkernen. Das Fruchtfleisch quer in 1 cm dicke Scheiben schneiden. Stielansätze der Tomaten entfernen. Tomaten kurz überbrühen, häuten und quer in Scheiben schneiden. Papaya und Tomaten salzen und pfeffern.

Eine Gratinform mit wenig Butter einfetten. Papaya- und Tomatenscheiben dachziegelartig in die Form schichten. Sahne, Curry und Mandeln miteinander verrühren, in die Form gießen.

Käse und Petersilie vermischen und darüber streuen. Die übrige Butter in Flöckchen darauf setzen. Das Gratin im Ofen (Mitte) in 15–20 Min. goldgelb überbacken.

Inzwischen die Putenbrust trockentupfen und im heißen Butterschmalz unter Wenden bei mittlerer Hitze 8–10 Min. braten, rundherum salzen und pfeffern. Putenbrust in Scheiben schneiden und mit dem Gratin anrichten.

Als Beilage passen Kartoffelpüree oder Mehrkornbaguette.

Glasierte Putenkeule mit Gemüse

reich an essentiellen Aminosäuren

Für 4 Personen

1 Putenoberkeule (etwa 1,2 kg)
Salz · schwarzer Pfeffer
2 Zwiebeln
4 EL Öl
3/8–1/2 l Hühnerbrühe
1 kleiner fester Wirsing
400 g Möhren
frisch geriebene Muskatnuß
1 TL Fenchelsamen
2 EL Honig
2 EL Zitronensaft
Cayennepfeffer

Zubereitungszeit: 1 3/4 Std.

Pro Person etwa:
53 g E/ 18 g F/ 19 g KH
425 kcal

Backofen auf 180° vorheizen. Die Putenkeule kurz waschen, trockentupfen, mit Salz und frisch gemahlenem Pfeffer würzen. Die Zwiebeln schälen und längs sechsteln.

Öl in einem Bräter erhitzen, die Zwiebeln darin goldgelb braten, herausnehmen. Die Keule nur von der Unterseite im Fett anbraten.

Putenkeule und Zwiebeln in eine Fettpfanne legen, 1/4 l Brühe angießen. Im Ofen (unten, Umluft 160°) zunächst 30 Min. braten.

Inzwischen den Wirsing waschen, putzen, in Achtel schneiden und das obere Drittel des Strunks entfernen. Wirsing in reichlich Salzwasser 8–10 Min. vorgaren. Kalt abschrecken und gut abtropfen lassen. Die Möhren putzen, schälen, jeweils einmal längs und quer halbieren.

Wirsing mit Salz, Pfeffer und Muskat würzen. Mit den Möhren und den Fenchelsamen zum Fleisch geben. Falls nötig, etwas Brühe angießen. Alles zusammen weitere 50 Min. braten, währenddessen nach und nach die übrige Brühe dazugießen.

Honig, Zitronensaft und Cayennepfeffer verrühren, die Putenkeule damit bepinseln und in 10 Min. fertiggaren. Vor dem Anschneiden kurz ruhen lassen.

Geflügeltaschen mit Wein-Senf-Sauce

gut für die Konzentration

Für 4 Personen

2 dicke Putenschnitzel (je etwa 200 g)
1 Schalotte
80 g Kalbsbrät (ersatzweise Hackfleisch)
2 EL frisch gehackte Petersilie
Salz · weißer Pfeffer
Holzspießchen zum Verschließen
3 große Tomaten
1 Bund Frühlingszwiebeln
4 EL Olivenöl
1 EL grobkörniger Senf
100 g Sahne
100 ml trockener Weißwein
Petersilienblättchen zum Garnieren

Zubereitungszeit: 40 Min.

Pro Person etwa:
29 g E/ 23 g F/ 5 g KH
350 kcal

Jedes Schnitzel in 6 möglichst gleich große Stücke teilen und jeweils eine kleine Tasche zum Füllen hineinschneiden. Die Schalotte schälen und sehr fein hacken. Kalbsbrät, Schalotte und Petersilie gut vermischen, leicht salzen und pfeffern. Die Fleischstücke mit dieser Kräuterfarce füllen und mit Holzspießchen zustecken.

Stielansätze der Tomaten entfernen. Tomaten überbrühen, häuten, quer halbieren, entkernen und grob würfeln. Die Frühlingszwiebeln putzen, waschen und schräg in 4–5 cm große Stücke schneiden.

In einer Pfanne 2 EL Öl erhitzen, die Geflügeltaschen darin bei mittlerer Hitze rundherum 8 Min. braten. Salzen, pfeffern, herausnehmen und warm stellen. Senf, Sahne und Wein in den Bratfond rühren und sämig einkochen lassen.

Inzwischen die Frühlingszwiebeln im restlichen Öl andünsten, Tomaten hinzufügen und heiß werden lassen, salzen und pfeffern. Die Sauce abschmecken, mit den Geflügeltaschen und dem Gemüse anrichten, mit Petersilie garniert servieren.

Als Beilage passen Kartoffeln, Kartoffelpüree oder Bandnudeln.

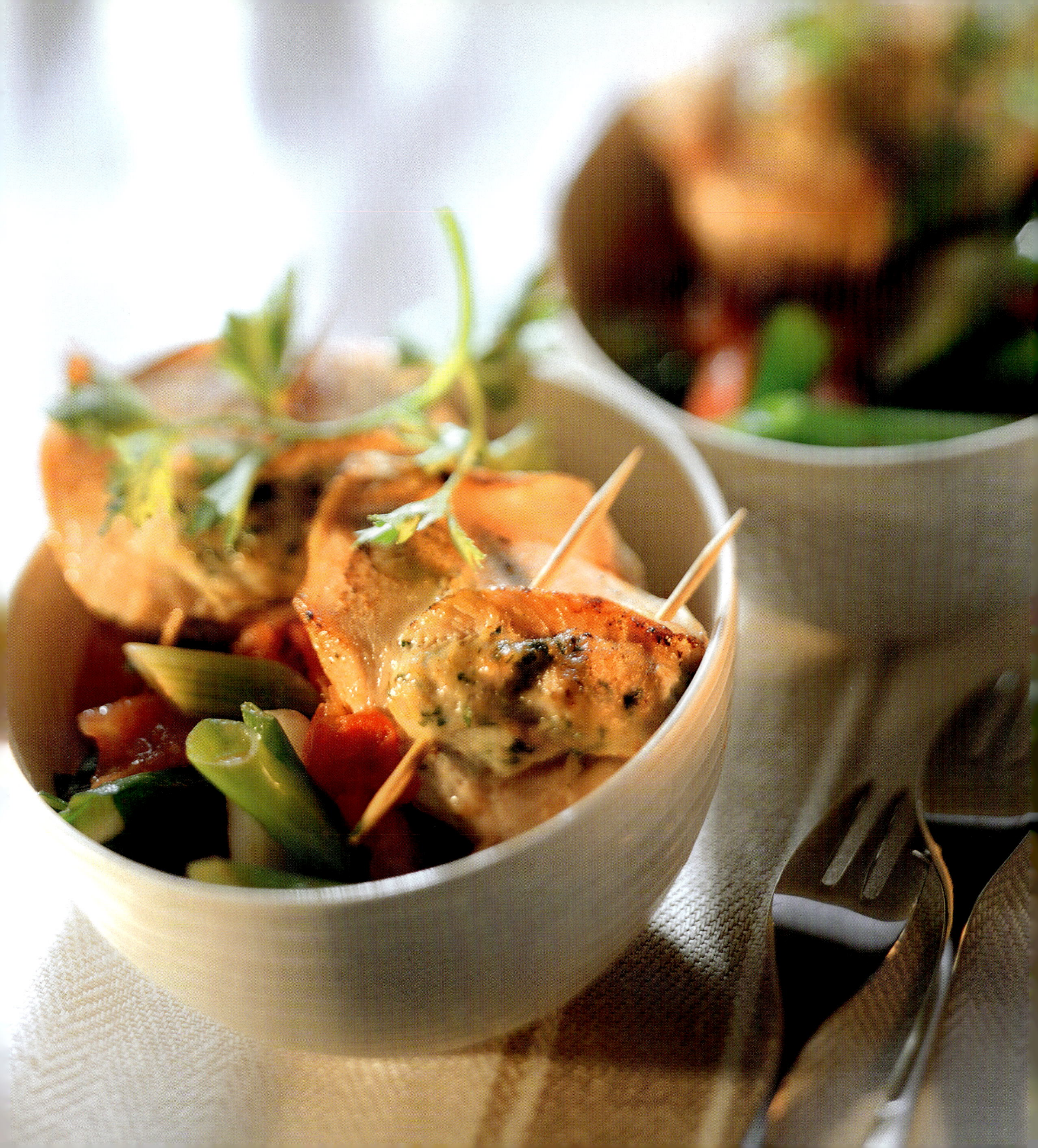

Entenbrust auf Kartoffel-Linsen-Salat

für Gäste • mineralstoffreich

FÜR 4 PERSONEN

500 g festkochende, ganz kleine Kartoffeln
1 dünne Stange Lauch
200 ml Gemüsebrühe
100 g rote Linsen
3 EL Himbeeressig
Salz
schwarzer Pfeffer
5–6 EL kaltgepreßtes Sonnenblumenöl
3 Schalotten
2 kleine Entenbrustfilets (je etwa 200 g)
2 EL Butterschmalz

ZUBEREITUNGSZEIT: 45 MIN.

Pro Person etwa:
26 g E/ 38 g F/ 30 g KH
565 kcal

KARTOFFELN waschen und mit der Schale in Wasser in etwa 20 Min. gar kochen.

INZWISCHEN den Backofen auf 220° (Umluft 200°) vorheizen. Den Lauch putzen, gründlich waschen und in etwa 2 cm lange Stücke schneiden. Die Brühe aufkochen, Linsen darin zugedeckt in 6–8 Min. nicht zu weich kochen. Für die letzten 3 Min. den Lauch hinzufügen. In ein Sieb gießen und abtropfen lassen.

HIMBEERESSIG mit etwas Salz, Pfeffer und dem Öl zu einer Marinade verrühren. Die Schalotten schälen und vierteln.

ENTENBRUSTFILETS trockentupfen und pfeffern. In einem kleinen Bräter oder einer großen Pfanne das Butterschmalz erhitzen und das Fleisch darin rundherum anbraten. Die Schalotten dazugeben, den Bräter oder die Pfanne in den Ofen (Mitte) schieben und das Geflügel 15 Min. braten.

WÄHRENDDESSEN die Kartoffeln pellen und halbieren. Dann in einer Schüssel mit dem Linsen-Lauch-Gemüse und der Marinade vermischen und mit Salz und Pfeffer abschmecken.

ENTENBRUSTFILETS leicht salzen und schräg in Scheiben schneiden. Salat auf Tellern anrichten. Entenbrust mit den Schalotten dekorativ darauf verteilen. Sofort servieren.

Zitronenhähnchen

raffiniert • gut gegen Streß

Für 4 Personen

1 Hähnchen (etwa 1,2 kg; frisch oder tiefgekühlt)
Salz · weißer Pfeffer
je 2 Zweige Rosmarin und Thymian
2 unbehandelte Zitronen
200 g kleine weiße Zwiebeln
2 Knoblauchzehen
4 EL Olivenöl
150–200 ml Hühnerbrühe
1/8 l trockener Weißwein (ersatzweise Hühnerbrühe)

Zubereitungszeit: 1 Std. 20 Min. (ohne Auftauzeit)

Pro Person etwa:
41 g E/ 28 g F/ 6 g KH
450 kcal

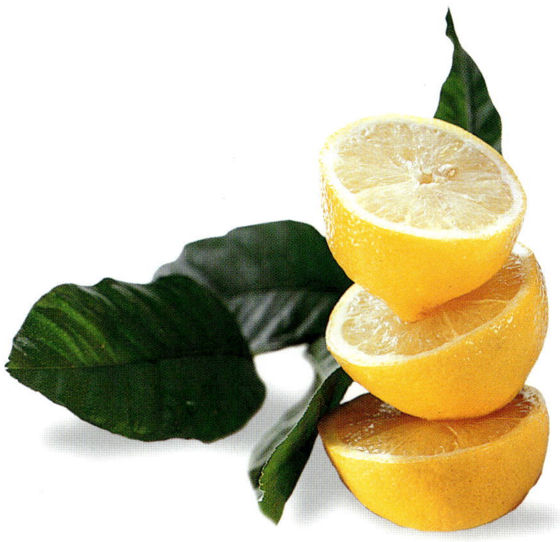

Backofen auf 200° vorheizen. Das frische oder aufgetaute Hähnchen gründlich waschen und gut trockentupfen. Innen und außen mit Salz und frisch gemahlenem Pfeffer einreiben.

Rosmarin und Thymian waschen. Die Zitronen heiß abspülen, abtrocknen und in Scheiben schneiden. Je 1 Zweig Rosmarin und Thymian sowie 4 Zitronenscheiben in die Bauchöffnung des Geflügels stecken. Zwiebeln schälen, je nach Größe längs vierteln oder achteln. Den Knoblauch schälen und halbieren.

Olivenöl in einem Bräter erhitzen, das Hähnchen darin rundherum anbraten. Herausnehmen und beiseite stellen. Zwiebeln und Knoblauch im Bratfett glasig dünsten.

Restliche Zitronenscheiben und übrige Kräuterzweige auf den Zwiebeln verteilen. Das Hähnchen darauf setzen, etwas Brühe angießen und das Geflügel ohne Deckel im Ofen (unten, Umluft 180°) zunächst 30 Min. braten, dabei hin und wieder mit dem Bratensaft begießen. Wein und die übrige Brühe dazugießen, Hähnchen in 15–20 Min. fertigbraten.

Geflügel herausheben und in Portionsstücke schneiden. Zitronen und Kräuter aus der Sauce entfernen, die Sauce mit Salz und Pfeffer abschmecken. Hähnchen und Sauce auf Tellern anrichten.

Mit knusprigem Stangenweißbrot servieren.

Hähnchenbrust mit Möhren-Orangen-Gemüse

gut für die Konzentration

Für 4 Personen

4 Hähnchenbrustfilets (je etwa 120 g)
Salz · weißer Pfeffer
3 Orangen
1/8 l trockener Weißwein (ersatzweise Hühnerbrühe)
1/2 TL gemahlener Koriander
400 g Möhren
2 Stangen Sellerie
1 Schalotte
3 EL Öl
1/8 l Hühnerbrühe
Zitronensaft
je 1 Prise gemahlener Kreuzkümmel und Zimt
1 Prise Zucker
2 TL Ahornsirup oder Honig
1/2 Bund Petersilie

Zubereitungszeit: 45 Min.

Pro Person etwa:
29 g E/ 14 g F/ 10 g KH
300 kcal

Hähnchenbrustfilets salzen und pfeffern. 1 Orange auspressen. Aus Orangensaft, 2 EL Wein und dem Koriander eine Marinade rühren. Das Fleisch darin 20 Min. ziehen lassen.

Inzwischen Möhren und Sellerie waschen und putzen. Die Möhren klein würfeln, den Sellerie in dünne Scheiben schneiden. Schalotte schälen, würfeln und in 1 1/2 EL Öl andünsten. Möhren und Sellerie hinzufügen und andünsten. Brühe, übrigen Wein, etwas Zitronensaft, Kreuzkümmel, Zimt und Zucker dazugeben, das Gemüse zugedeckt bei schwacher Hitze 15 Min. sanft köcheln lassen.

Hähnchenbrustfilets im übrigen Öl bei mittlerer Hitze von beiden Seiten anbraten, mit Ahornsirup oder Honig bepinseln und unter Wenden in 10 Min. fertigbraten.

Übrige Orangen schälen und filetieren, den austretenden Saft dabei auffangen. Die Petersilie waschen, trockenschütteln und grob hacken.

Orangenfilets, aufgefangenen Orangensaft und Petersilie zum Gemüse geben und erwärmen. Das Gemüse abschmecken. Das Fleisch schräg in 1 cm dicke Scheiben schneiden und mit dem Gemüse anrichten.

Dazu körnig gekochten Langkornreis oder Bandnudeln servieren.

Tip! Wer möchte, streut Walnußkerne darüber und garniert mit unbehandelter Orangenschale.

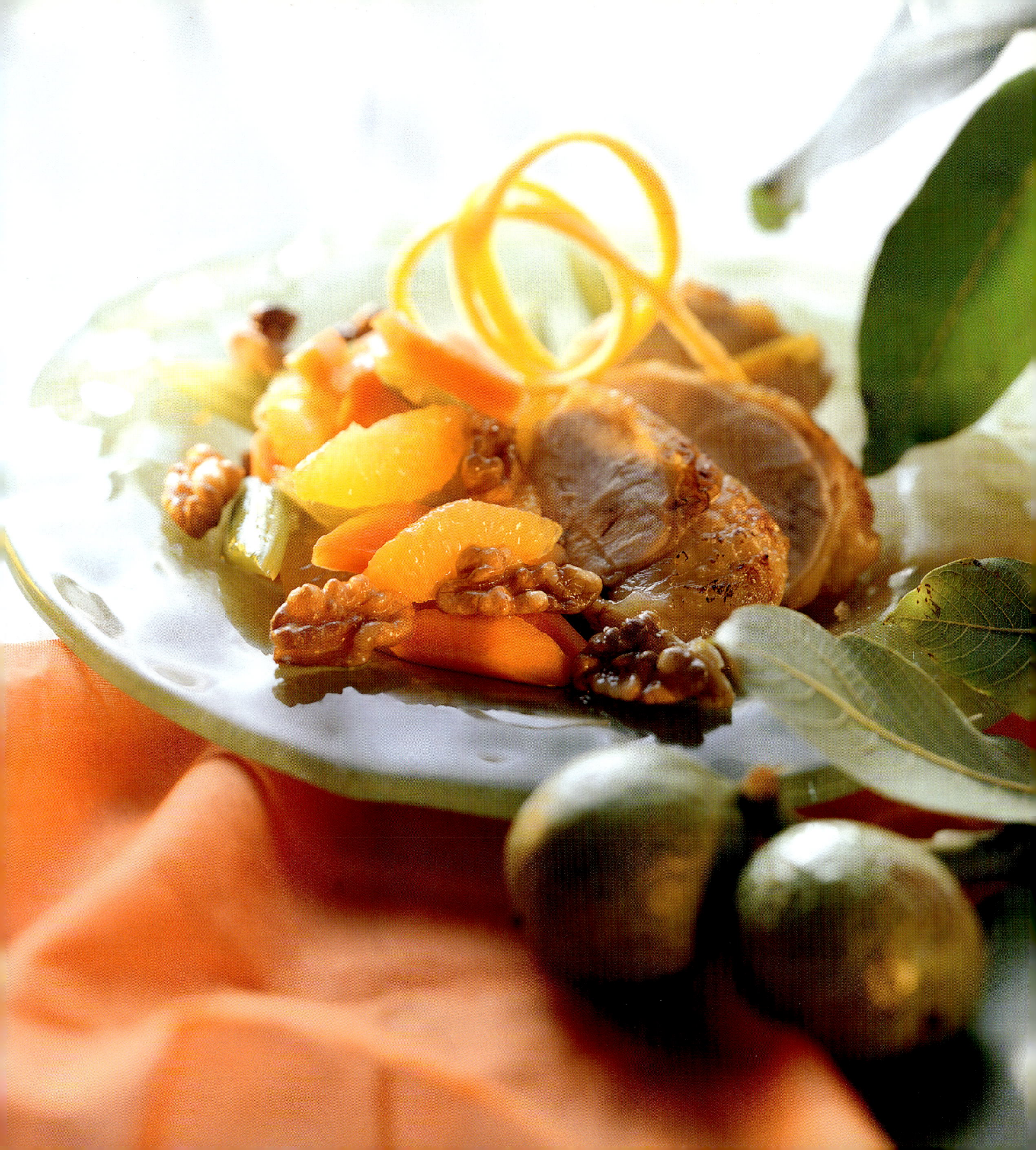

Mariniertes Rinderfilet

aus Korea • vitaminreich

FÜR 4 PERSONEN

400 g marmoriertes Rinderfilet (ohne Haut, Fett und Sehnen)

Für die Marinade:

1 Frühlingszwiebel · 1 Knoblauchzehe

1 haselnußgroßes Stück frischer Ingwer

2 EL helle Sojasauce · 1 EL Sesamöl

1 EL geschälte geröstete Sesamsamen

1/4 TL frisch gemahlener schwarzer Pfeffer

3 TL Ahornsirup oder Honig

Für den Dip:

50 ml helle Sojasauce

1 EL Reiswein oder milder Weißweinessig

1 EL sehr fein gehackte Frühlingszwiebel

1/2 TL durchgepreßter Knoblauch

1/2–1 TL Chilisauce · 2–3 Tropfen Sesamöl

GEFRIERZEIT: 1 STD.
ZUBEREITUNGSZEIT: 30 MIN.
MARINIERZEIT: 4 STD.

Pro Person etwa:

23 g E/ 7 g F/ 13 g KH

205 kcal

RINDERFILET in etwa 3 cm breite Stücke schneiden, in Frischhaltefolie wickeln und im Tiefkühlfach 1 Std. anfrieren lassen. Anschließend jedes Stück quer in 2–3 mm dünne Scheibchen schneiden.

FRÜHLINGSZWIEBEL für die Marinade waschen, putzen und schräg in dünne Ringe schneiden. Knoblauch und Ingwer schälen, beides durch die Knoblauchpresse drücken. Mit den Zwiebelringen vermengen und mit den übrigen Zutaten für die Marinade vermischen.

FLEISCHSCHEIBEN in einer großen flachen Schüssel ausbreiten, mit der Marinade übergießen und zugedeckt mindestens 4 Std., besser aber über Nacht, im Kühlschrank ziehen lassen.

ALLE Dip-Zutaten mit 1 EL Wasser gut verrühren und in vier Schälchen verteilen.

MARINIERTES Rinderfilet 30 Min. vor der Zubereitung aus dem Kühlschrank nehmen. Rindfleisch portionsweise ohne Öl in einer großen Pfanne bei starker Hitze etwa 1 Min. braten, dabei die Scheiben möglichst nebeneinander legen und während der Garzeit einmal wenden. Mit dem Dip servieren.

DAZU paßt knackig gegartes Gemüse und Reis.

TIP! Wenn Sie einen Tischgrill haben, kann sich jeder seine Portion nach und nach bei Tisch selbst zubereiten.

Gefüllte Frikadellen

zum Mitnehmen • mineralstoffreich

Für 4 Personen

2 Brötchen vom Vortag · 1 Zwiebel
1/2 EL Butter · 800 g Rinderhackfleisch
2 Eier · 2 TL Senf
2 TL grüne Pfefferkörner (eingelegt oder frisch)
Salz · 150 g Feta (Schafkäse)
1 EL getrockneter Majoran · 4 EL Öl

Zubereitungszeit: 30 Min.

Pro Person etwa:
56 g E/ 48 g F/ 15 g KH
715 kcal

Brötchen in heißem Wasser einweichen. Die Zwiebel schälen, sehr fein hacken und in der Butter glasig dünsten.

Hackfleisch mit den gut ausgedrückten Brötchen, Zwiebel, Eiern, Senf und Pfefferkörnern gut vermischen und mit Salz abschmecken.

Feta in 8 Stücke schneiden, im Majoran wälzen. Aus dem Fleischteig 8 Frikadellen formen und in die Mitte jeweils 1 Stück Käse geben. Frikadellen im Öl kräftig anbraten, dann bei mittlerer Hitze in 10–15 Min. fertigbraten.

Fleischspieße mit Erdnußsauce

gut für die Konzentration

Für 4 Personen

2 Knoblauchzehen · 20 g frischer Ingwer
100 g ungesalzene Erdnüsse · 3 EL helle Sojasauce
400 ml ungesüßte Kokosmilch (aus der Dose)
500 g Schweineschnitzel · schwarzer Pfeffer
2 kleine rotschalige Äpfel · 3–4 EL Öl · Salz

Zubereitungszeit: 30 Min.

Pro Person etwa:
35 g E/ 23 g F/ 12 g KH
390 kcal

Knoblauch und Ingwer für die Sauce schälen und hacken. Mit Erdnüssen, Sojasauce und Kokosmilch fein pürieren.

Fleisch trockentupfen, in 1 1/2 cm große Würfel schneiden und pfeffern. Äpfel waschen, abtrocknen, halbieren, vom Kerngehäuse befreien und mit der Schale 1 1/2 cm groß würfeln.

Äpfel und Fleisch abwechselnd auf Spieße stecken und im heißen Öl bei mittlerer Hitze rundherum in 6 Min. braten. Die Fleischspieße leicht salzen und mit der Erdnußsauce servieren.

Dazu passen Reis oder Fladenbrot.

Kaninchen in Wermutsauce

gut vorzubereiten • vitaminreich

Für 4 Personen

1,3 kg Kaninchenteile

Salz · schwarzer Pfeffer

100 g Schalotten (ersatzweise kleine Zwiebeln)

2 Knoblauchzehen

je 2 rote und gelbe Paprikaschoten

1 EL Butterschmalz

3 EL Olivenöl

1 Zweig Estragon

1 TL Fenchelsamen

100 ml trockener weißer Wermutwein (z. B. Noilly Prat; ersatzweise Geflügelfond)

200 ml Geflügelfond (aus dem Glas; ersatzweise Hühnerbrühe)

Zubereitungszeit: 1 1/4 Std.

Pro Person etwa:

44 g E/ 26 g F/ 7 g KH

455 kcal

Backofen auf 200° vorheizen. Die Kaninchenteile waschen, trockentupfen, mit Salz und Pfeffer rundherum einreiben.

Schalotten und Knoblauchzehen schälen, die Schalotten vierteln, den Knoblauch in dünne Scheiben schneiden. Paprikaschoten mit einem Sparschäler schälen, halbieren, putzen und längs in fingerbreite Streifen schneiden.

Butterschmalz und Öl im Bräter erhitzen, das Fleisch darin bei mittlerer Hitze rundherum goldbraun anbraten.

Schalotten, Knoblauch, Estragon und Fenchelsamen hinzufügen und kurz mitbraten. Mit dem Wermutwein und der Hälfte des Fonds ablöschen. Die Paprikastreifen in den Bräter geben, leicht salzen und pfeffern.

Kaninchen zugedeckt im Ofen (Mitte, Umluft 180°) 40 Min. schmoren lassen. Dabei den restlichen Fond nach und nach dazugießen und die Kaninchenteile einmal wenden. Die Sauce mit Salz und Pfeffer abschmecken.

Als Beilage schmecken Kartoffeln, Kartoffelpüree oder Bandnudeln.

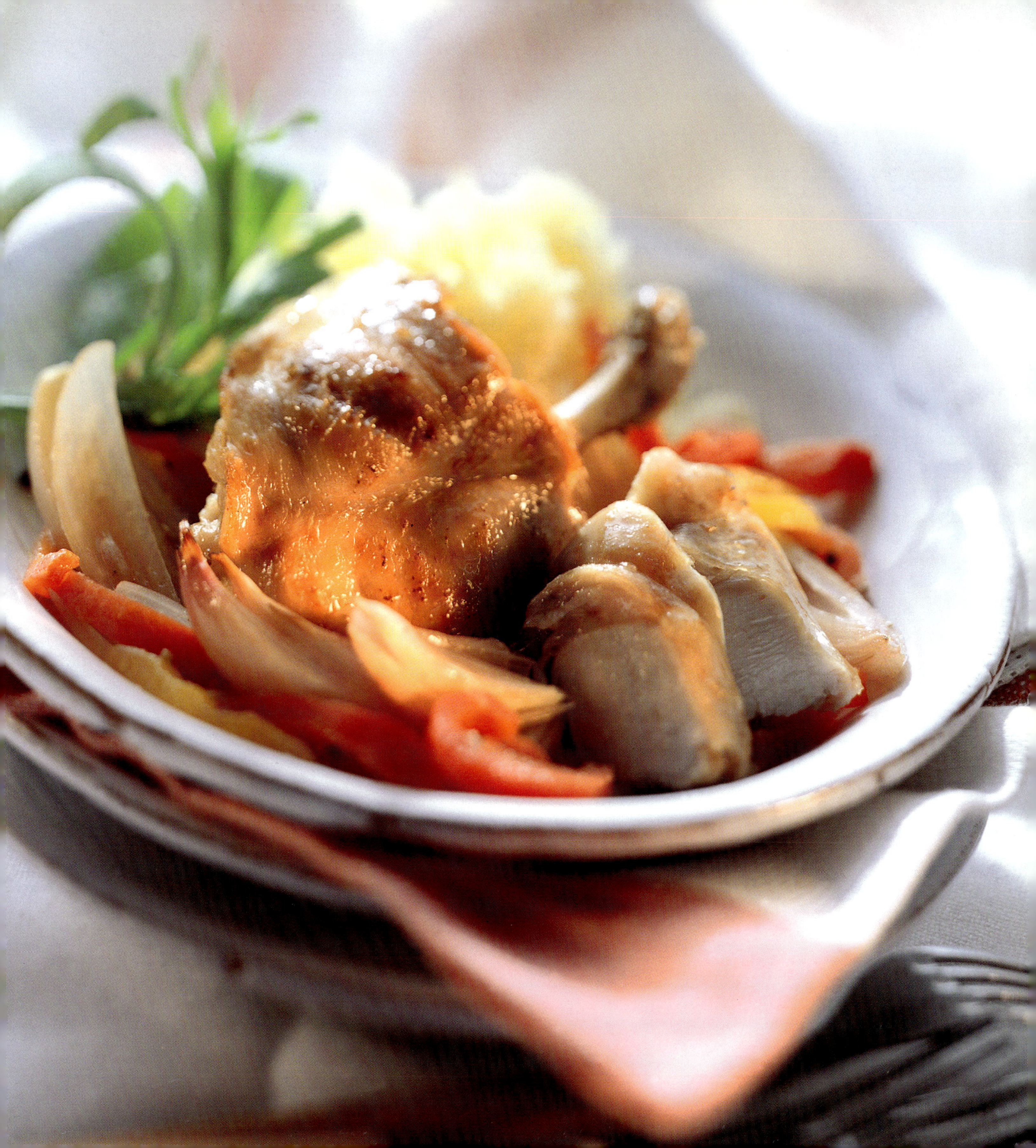

Lamm-Kichererbsen-Curry

reich an essentiellen Aminosäuren

FÜR 4 PERSONEN

150 g getrocknete Kichererbsen (ersatzweise 1 kleine Dose, 400 g Inhalt)
600 g Lammschulter ohne Knochen
2 Zwiebeln
2 Knoblauchzehen
2 EL Butterschmalz
Salz · schwarzer Pfeffer
1 TL frisch geriebener Ingwer
2 EL milder Curry
2 EL Mehl
1/2 TL Zucker
200 g tiefgekühlte grüne Bohnen
1 TL Garam Masala (ind. Gewürzmischung)
2 EL Schnittlauchröllchen

EINWEICHZEIT: ÜBER NACHT
ZUBEREITUNGSZEIT: 1 STD. 40 MIN.

Pro Person etwa:
37 g E/ 36 g F/ 24 g KH
565 kcal

GETROCKNETE Kichererbsen in reichlich kaltem Wasser zugedeckt über Nacht einweichen.

LAMMFLEISCH am anderen Tag trockentupfen und in mundgerechte Würfel schneiden. Zwiebeln und Knoblauch schälen und fein hacken. Die Kichererbsen gut abtropfen lassen.

BUTTERSCHMALZ in einem Bräter erhitzen, die Fleischwürfel darin portionsweise bei mittlerer Hitze rundherum anbraten. Salzen und pfeffern. Kichererbsen (die aus der Dose erst mit den Bohnen dazugeben), Zwiebeln, Knoblauch und Ingwer hinzufügen und goldgelb werden lassen.

CURRY mit Mehl und Zucker mischen, über das Fleisch stäuben, verrühren und kurz mitbraten. 400 ml Wasser unter kräftigem Rühren hinzufügen, das Ganze zugedeckt bei schwacher Hitze zunächst 1 Std. schmoren lassen. Dabei ab und zu umrühren und falls nötig, noch etwas heißes Wasser dazugießen.

BOHNEN unterheben, alles in etwa 20 Min. fertiggaren, bis das Fleisch weich ist. Curry auf Tellern anrichten, mit Garam Masala und Schnittlauch bestreuen.

DAZU Basmatireis oder Fladenbrot servieren.

Kalbsrahmgulasch mit Pilzen

für den Sonntag • mineralstoffreich

Für 4 Personen

2 Schalotten
800 g Kalbsgulasch aus der Schulter
3 EL Mehl
2 EL Butterschmalz
Salz · schwarzer Pfeffer
1 TL Paprika, edelsüß
1 TL mittelscharfer Senf
1 Lorbeerblatt
1/4 l trockener Weißwein (ersatzweise Fleischbrühe)
300 ml Fleischbrühe
400 g Champignons
2 EL Öl
200 g Sahne
1 Bund Schnittlauch

Zubereitungszeit: 1 Std.

Pro Person etwa:
46 g E/ 31 g F/ 8 g KH
535 kcal

Schalotten schälen und fein würfeln. Das Fleisch mit dem Mehl vermischen.

Butterschmalz in einem breiten Schmortopf erhitzen, die Fleischwürfel darin portionsweise rundherum kräftig anbraten. Schalotten hinzufügen und glasig dünsten.

Fleisch salzen, pfeffern, vom Herd ziehen und mit Paprikapulver bestäuben. Den Senf unterrühren und das Lorbeerblatt hinzufügen. Wein und Fleischbrühe angießen. Alles aufkochen und zugedeckt bei schwacher Hitze etwa 45 Min. sanft schmoren lassen.

Champignons putzen, in nicht zu dünne Scheiben schneiden. In einer Pfanne im heißem Öl goldbraun braten. Salzen, pfeffern und beiseite stellen.

Wenn das Fleisch weich ist, die Sahne unterrühren und das Gulasch noch ein paar Minuten ohne Deckel sämig einköcheln lassen. Die Pilze locker unterheben. Den Schnittlauch waschen, in feine Röllchen schneiden und darüber streuen.

Als Beilage passen kleine Semmelknödel mit viel Petersilie oder Nudeln.

Schweinefilet mit exotischem Fruchtreis

raffiniert • vitaminreich

Für 4 Personen

3 Frühlingszwiebeln
200 g Langkornreis (parboiled)
2 EL Öl
400 ml Gemüsebrühe
600 g Schweinefilet
2 EL Butterschmalz
1 kleine Papaya (etwa 300 g)
1 Babyananas (etwa 400 g)
1 Tomate
Salz · schwarzer Pfeffer
4 cl trockener Sherry (nach Belieben)
200 g Sahne
abgeriebene Schale und Saft von 1 Limette

Zubereitungszeit: 30 Min.

Pro Person etwa:
38 g E/ 32 g F/ 56 g KH
675 kcal

Frühlingszwiebeln waschen, putzen und schräg in Scheibchen schneiden. Mit dem Reis im Öl andünsten, mit Brühe ablöschen, aufkochen und nach Packungsangabe garen.

Schweinefilet trockentupfen, im heißen Butterschmalz rundherum braun anbraten. Zugedeckt bei schwacher Hitze je nach Dicke in 8–10 Min. fertiggaren.

Papaya schälen, längs halbieren und entkernen. Das Fruchtfleisch würfeln. Von der Ananas Schopf und Stielansatz abschneiden. Ananas schälen, zuerst in Scheiben, dann in mundgerechte Stücke schneiden. Die Tomate waschen und würfeln, dabei den Stielansatz entfernen. Das Obst und die Tomate unter den fertigen Reis heben.

Fleisch aus der Pfanne nehmen, salzen, pfeffern, in Alufolie wickeln und ziehen lassen. Das Bratfett aus der Pfanne weggießen. Den Bratensatz mit Sherry und Sahne unter Rühren loskochen und etwas einköcheln lassen. Mit Salz, Pfeffer und etwas Limettensaft abschmecken. Das Filet in Scheiben schneiden.

Fruchtreis mit Salz, Pfeffer, Limettenschale und -saft abschmecken. Reis, Schweinefilet und Sauce dekorativ anrichten.

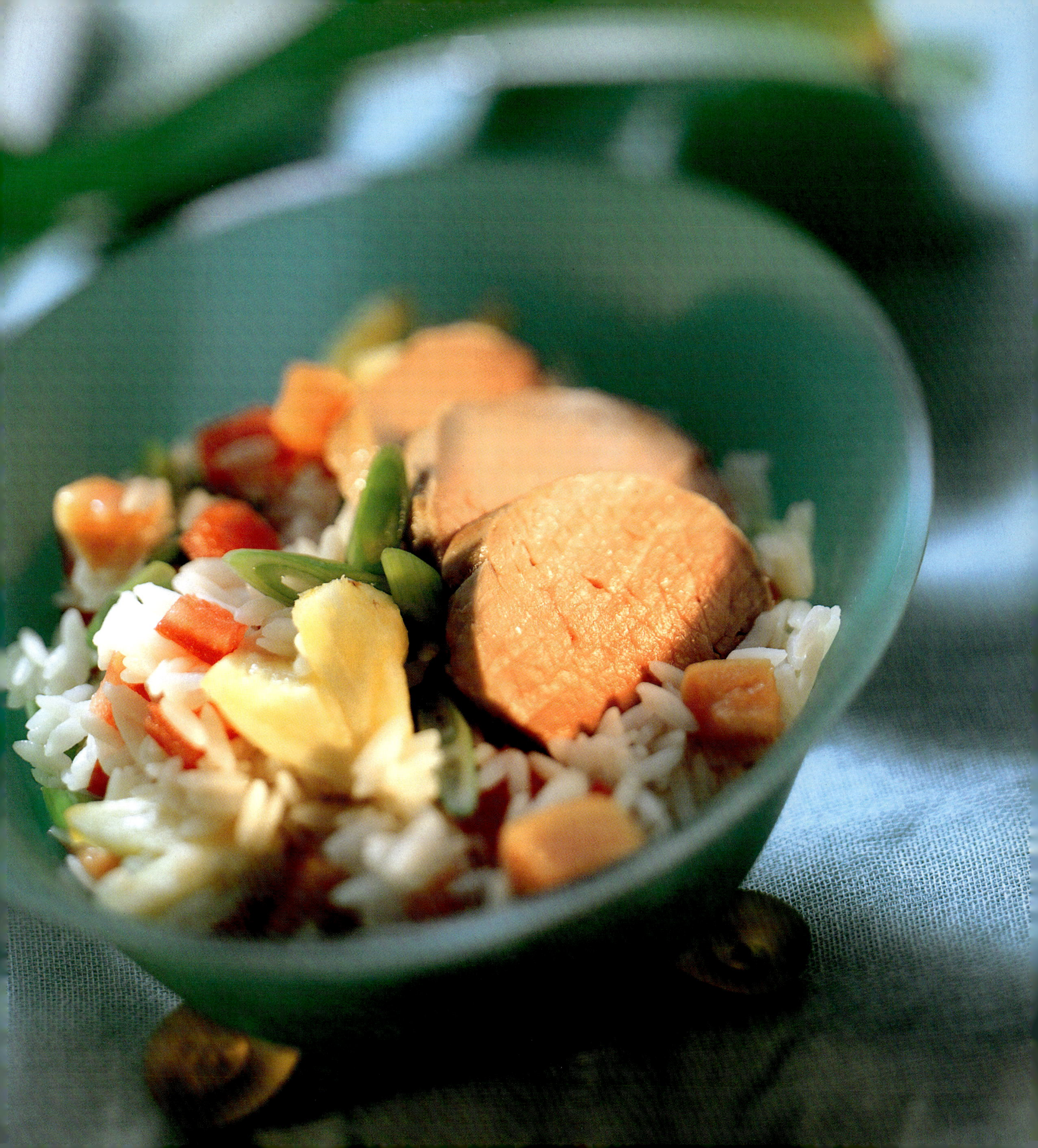

DESSERTS*

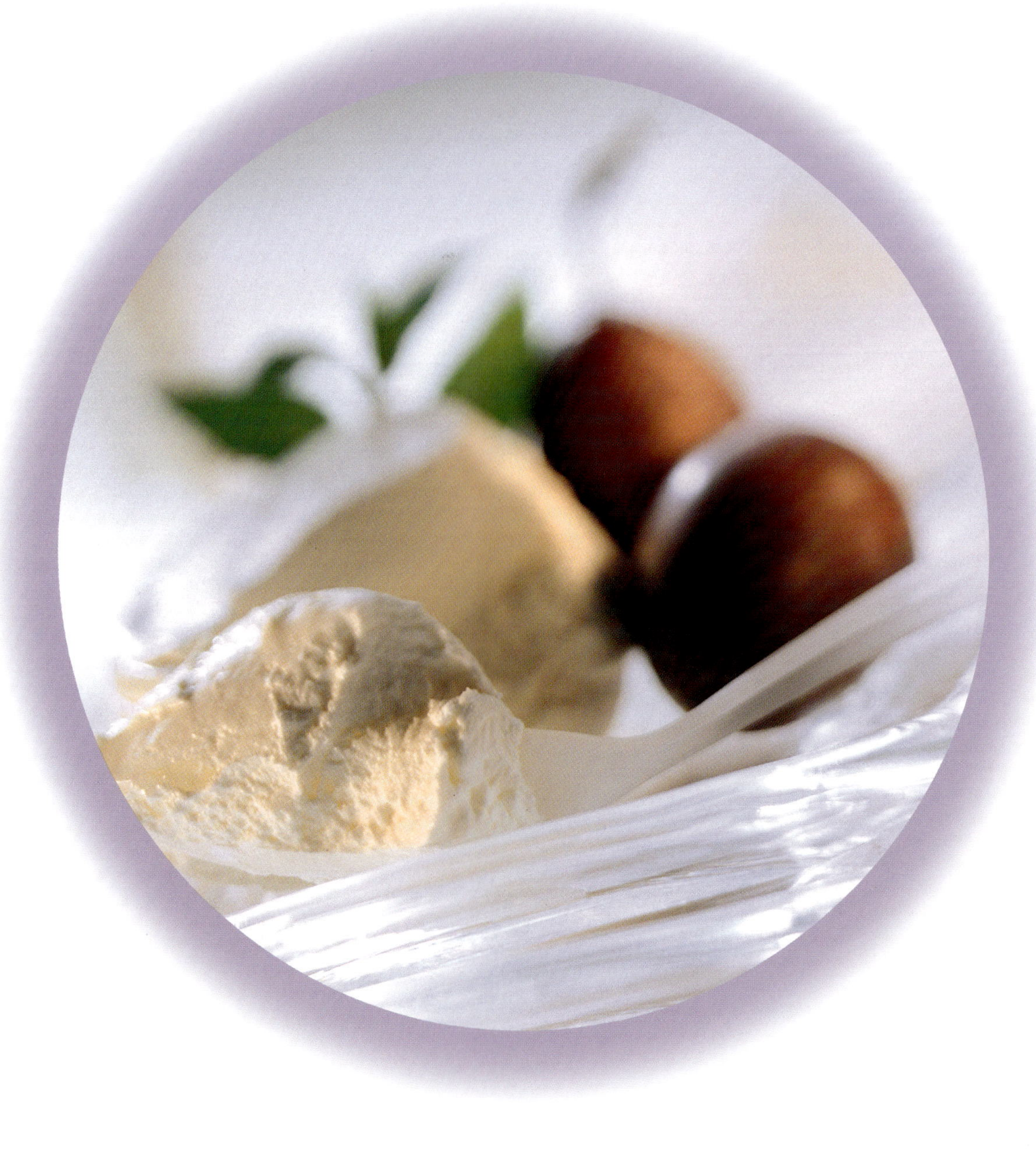

*

Auch Ihr Gehirn mag Süßes! Vor allem, wenn es in Form von sonnengereiften Früchten mit Nüssen und Milchprodukten daherkommt.

Einheimisches Obst und exotische Früchte sind ein Quell an Vitalstoffen und Vitaminen, vor allem an Vitamin C. Vitamine sind an unzähligen Reaktionen im Gehirn beteiligt. Schnell verdaulicher Fruchtzucker läßt Sie außerdem bei einem eventuellen mentalen Tief schnell wieder aufleben.

Erfrischende Milchprodukte wie Joghurt, Quark und Sahne steuern dem gesunden Mix wichtige Aminosäuren und Mineralstoffe bei. Mandeln, Pistazien und Nüsse bringen mit ihren Power-Nährstoffen das Gehirn sowieso auf Hochtouren.

Lassen Sie sich also mit bestem Gewissen ein erfrischendes, cremiges oder zartschmelzendes Dessert genüßlich auf der Zunge zergehen. Das bringt Ihre Glückshormone so richtig in Schwung!

Ricottaschmarren mit Himbeeren

gut gegen Streß • am besten ganz frisch

Für 4 Personen

250–300 g Himbeeren (frisch oder tiefgekühlt)
1–2 EL Zitronensaft
4 EL feiner Zucker
4 Eier
1 Prise Salz
1 TL abgeriebene unbehandelte Zitronenschale
75 ml Milch
100 g Mehl
2 EL gehackte Mandeln
250 g weicher Ricotta (italienischer Frischkäse, ersatzweise Mascarpone)
2 EL Butter · Puderzucker zum Bestäuben

Zubereitungszeit: 30 Min. (ohne Auftauzeit)

Pro Person etwa:
19 g E/ 20 g F/ 33 g KH
395 kcal

Himbeeren putzen, ein Drittel davon beiseite legen, den Rest pürieren. Das Püree durch ein Sieb streichen, mit Zitronensaft und eventuell etwas Zucker abschmecken. Himbeerpüree zugedeckt kalt stellen.

Für den Teig 2 Eier trennen. Die Eigelbe mit 2 ganzen Eiern kräftig verrühren. Restlichen Zucker, Salz und Zitronenschale hinzufügen. Nach und nach Milch, Mehl, Mandeln und Ricotta darunterrühren. Eiweiße zu steifem Schnee schlagen und locker unter den Teig heben.

Butter bei mittlerer Hitze in einer beschichteten Pfanne zerlassen. Den Teig hineingießen und die untere Seite bei mittlerer Hitze hellgelb anbräunen. Die Masse vierteln und mit zwei Gabeln in Stücke zupfen. Die Teigstückchen unter ständigem Wenden goldgelb und knusprig werden lassen. Mit Puderzucker bestäuben, mit Himbeerpüree und Himbeeren anrichten.

Tip! Statt Himbeerpüree zum Schmarren ein Püree aus 4–5 reifen Kiwis servieren.

Zwetschgen-Amaretto-Gratin

gelingt leicht • mineralstoffreich

Für 4 Personen

600 g reife Zwetschgen
Butter für die Form
40 g Amaretti (italienisches Mandelgebäck)
2 Eier · 50 g Puderzucker · 200 g saure Sahne
1 TL abgeriebene unbehandelte Zitronenschale
3 EL Mandellikör

Zubereitungszeit: 25 Min.

Pro Person etwa:
6 g E/ 11 g F/ 35 g KH
285 kcal

Backofen auf 250° (Umluft 230°) vorheizen. Zwetschgen waschen, abtrocknen, längs halbieren und entsteinen. Eine Gratinform einfetten, die Früchte dachziegelartig einschichten.

Amaretti zerbröseln. Die Eier trennen, Eigelbe mit Puderzucker cremig rühren. Saure Sahne, Amaretti, Zitronenschale und Mandellikör untermischen.

Eiweisse zu steifem Schnee schlagen, unter die Eiercreme heben. Den Amarettoguß gleichmäßig über die Früchte verteilen.

Zwetschgen im Backofen (Mitte) 8–10 Min. goldgelb überbacken.

Früchte-Gratin

für Gäste • gut für die Konzentration

Für 4 Personen

100 g Brie · 100 g Magerquark
2 Eigelbe · 200 ml Milch
1 TL abgeriebene unbehandelte Zitronenschale
2 reife Feigen · 1 Nektarine
100 g blaue Weintrauben · 1 EL Puderzucker
Melisseblättchen zum Garnieren

Zubereitungszeit: 30 Min.

Pro Person etwa:
13 g E/ 12 g F/ 19 g KH
230 kcal

Backofen auf 225° (Umluft 200°) vorheizen. Käse entrinden und klein würfeln. Mit Quark, Eigelben, Milch und Zitronenschale im Mixer zu einer glatten Masse verarbeiten.

Früchte putzen und waschen. Die Feigen achteln, die Nektarine in Spalten schneiden, Weintrauben halbieren und entkernen.

Quark-Käse-Masse auf vier feuerfeste Teller gießen. Im Ofen (Umluft 200°) 7 Min. backen. Dann das Obst dekorativ darauf arrangieren und in 5 Min. fertigbacken. Mit Puderzucker überstäuben und mit Melisse garnieren.

Birnen-Trauben-Becher

mineralstoffreich • im Bild

Für 4 Personen

200 g blaue Weintrauben
4 EL Crème de Cassis (Johannisbeerlikör) oder roter Traubensaft
200 g Sahnequark · 2 Päckchen Vanillezucker
3 EL Kokosraspel · 2 kleine rotschalige Birnen
1 EL Zitronensaft
Minzeblättchen zum Garnieren

Zubereitungszeit: 20 Min.

Pro Person etwa:
7 g E/ 9 g F/ 35 g KH
260 kcal

Weintrauben waschen, abzupfen und längs halbieren. Mit Likör oder Saft vermengen.

Quark, Vanillezucker und 2 EL Kokosraspel verrühren. Die Birnen waschen, vierteln, vom Kerngehäuse befreien und in Spalten schneiden. Im Zitronensaft wenden und unter die Trauben heben.

Zwei Drittel der Obstmischung in Bechergläser verteilen. Den Kokosquark locker darüber schichten. Obenauf die restlichen Früchte geben und mit den übrigen Kokosraspeln bestreuen. Mit Minzeblättchen garnieren.

Tip! Schmeckt besonders fein mit frisch geraspelter Kokosnuß.

Grüner Obstsalat

reich an Vitamin C • erfrischend

Für 4 Personen

300 g grüne kernlose Weintrauben
2 Kiwis · 1 grüne Feige
1 grünschaliger Apfel · 1 grünschalige Birne
2 EL geschälte Kürbiskerne
6 EL frisch gepreßter Orangen- oder Mandarinensaft
1–2 EL Zitronensaft

Zubereitungszeit: 20 Min.

Pro Person etwa:
2 g E/ 2 g F/ 31 g KH
140 kcal

Weintrauben waschen und halbieren. Kiwis schälen und klein würfeln. Feige waschen, abtrocknen und mit der Schale in dünne Spalten schneiden. Apfel und Birne waschen, vierteln, vom Kerngehäuse befreien und in dünne Spalten schneiden. Alles Obst locker vermengen.

Kürbiskerne grob hacken. Orangen- oder Mandarinensaft, 1 EL Zitronensaft und die Kürbiskerne verrühren, mit übrigem Zitronensaft abschmecken. Marinade über die Früchte gießen und unterheben. Den Obstsalat zugedeckt 5 Min. durchziehen lassen.

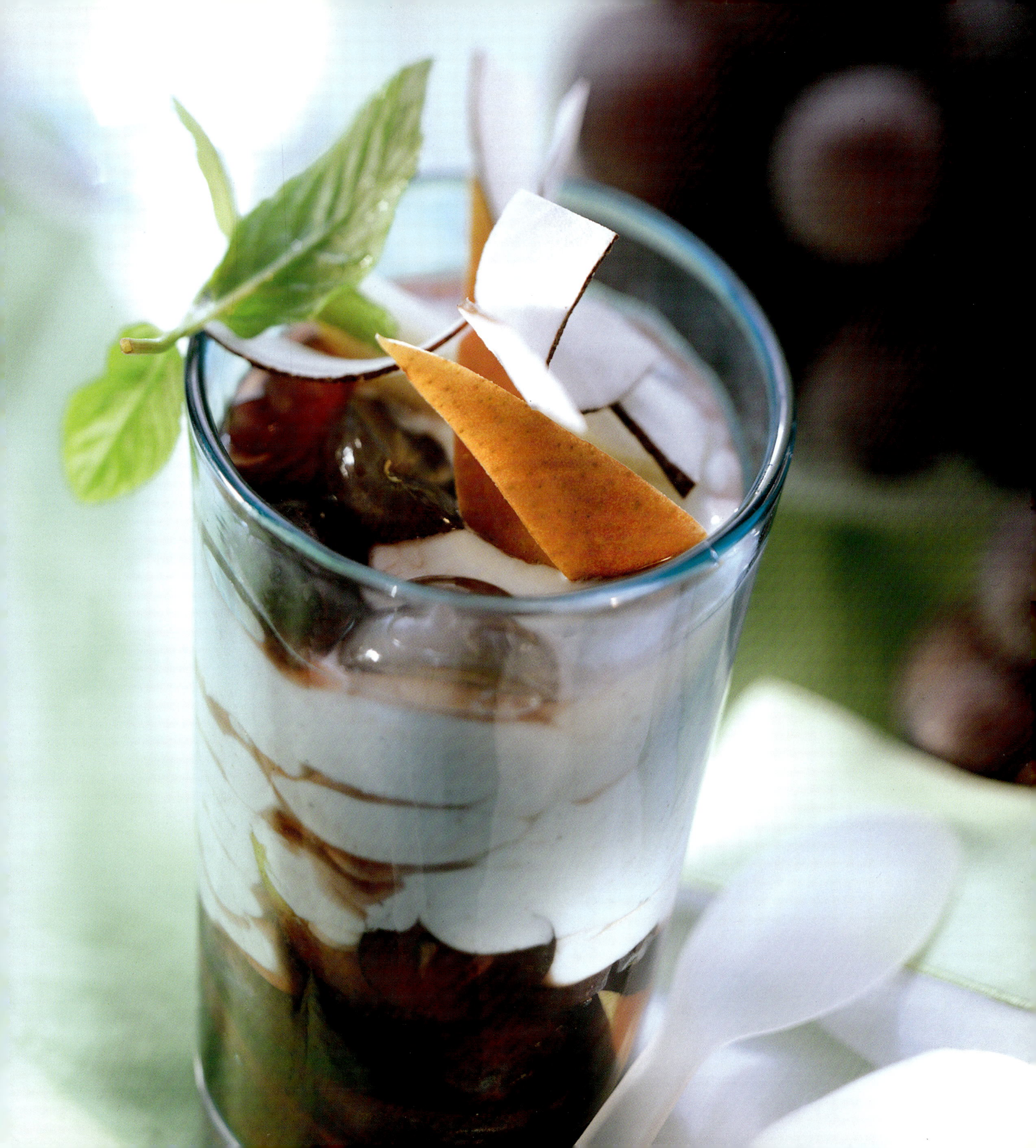

Gefüllte Sharon-Früchte

reich an Beta-Carotin

Für 4 Personen

4 reife Sharon- oder Kaki-Früchte
2 EL Pistazienkerne
1 EL Zucker · 50 g Sahne
100 g Buttermilch-Frischkäse
1 EL Mandellikör (nach Belieben)
1 EL Zitronensaft

Zubereitungszeit: 30 Min.

Pro Person etwa:
5 g E/ 6 g F/ 12 g KH
135 kcal

Früchte waschen, abtrocknen und jeweils einen Deckel abschneiden. Das Fruchtfleisch mit einem Teelöffel bis auf einen 1/2 cm dicken Rand herauslösen und pürieren.

Pistazienkerne und Zucker zusammen im elektrischen Zerhacker ganz fein mahlen. Die Sahne steif schlagen.

Fruchtpüree mit Frischkäse glattrühren. Die Hälfte der Pistazien-Zucker-Mischung, Likör und Zitronensaft untermischen, Sahne unterheben. Die Früchte damit füllen.

Mit der restlichen Pistazien-Zucker-Mischung bestreuen. Sharon-Früchte bis zum Servieren kalt stellen, mit der übrigen Füllung anrichten.

Erdbeer-Tofu-Eis

schmeckt Kindern • mineralstoffreich

Für 4 Personen

200 g Tofu · 1/2 l Buttermilch
4 EL Ahornsirup oder Honig
Saft von 1 Zitrone
600 g Erdbeeren
100 g Sahne

Zubereitungszeit: 30 Min.
Gefrierzeit: 4 Std.

Pro Person etwa:
8 g E/ 11 g F/ 25 g KH
240 kcal

Tofu zerbröckeln, mit Buttermilch, Ahornsirup oder Honig und Zitronensaft auf der höchsten Stufe kurz durchmixen oder fein pürieren. Die Masse durchsieben.

Erdbeeren waschen, putzen, vierteln und fein pürieren, durch ein Sieb streichen. Mit der Tofumasse verrühren. Die Sahne steif schlagen und unterheben.

Eismasse in Eis-Lolly-Formen oder in Portionsförmchen füllen, im Tiefkühler 4 Std. gefrieren lassen.

Oder das Eis in einer Eismaschine zubereiten.

Ingwerparfait mit Pfirsichmark

Für 4 Personen

5 EL kandierter Ingwer (etwa 60 g)
1–2 TL Öl für die Form
2 ganz frische Eier (Größe M)
3 EL Zucker
abgeriebene Schale von 1/2 unbehandelten Zitrone
100 g Sahnejoghurt
150 g Sahne
500 g frische Pfirsiche (ersatzweise aus der Dose)
2–3 EL Zucker
1 Päckchen Vanillezucker
Minzeblättchen zum Garnieren

Zubereitungszeit: 30 Min.
Gefrierzeit: 5 Std.

Pro Person etwa:
5 g E/ 16 g F/ 27 g KH
395 kcal

gut vorzubereiten • für die gute Laune

Für das Parfait den Ingwer fein hacken. Eine kleine Kastenform mit etwas Öl ausstreichen und mit Frischhaltefolie auslegen.

Eier mit Zucker und Zitronenschale zu einer cremigen, hellgelben Masse aufschlagen. Gehackten Ingwer und Joghurt dazugeben und unterrühren. Die Sahne steif schlagen, unter die Parfaitmasse ziehen.

Masse in die vorbereitete Form füllen, glattstreichen und zugedeckt mindestens 5 Std. oder über Nacht gefrieren lassen.

Für das Pfirsichmark die Pfirsiche waschen, halbieren, entsteinen und würfeln. Etwa 100 g Würfel beiseite legen, den Rest mit 2 EL Zucker, Vanillezucker und 3 EL Wasser in einen Topf geben. Aufkochen und zugedeckt bei schwacher Hitze 5 Min. köcheln lassen, mit übrigem Zucker abschmecken. Dann durch ein Sieb streichen.

Etwa 20 Min. vor dem Servieren das Parfait mit der Kastenform in kaltes Wasser tauchen und mit der Folie aus der Form heben, die Folie entfernen. Parfait ein paar Minuten bei Zimmertemperatur stehenlassen, in fingerdicke Scheiben schneiden, nach Belieben Formen ausstechen.

Parfait mit dem Fruchtmark, den restlichen Pfirsichwürfeln und den Minzeblättchen auf Desserttellern dekorativ anrichten.

Tip! Für das Fruchtmark können Sie statt der Pfirsiche auch Beeren oder Kirschen verwenden.

Kirsch-Muffins

schmeckt Kindern • gut zum Entspannen

Für 12 Stücke

150 g süße Kirschen (frisch oder aus dem Glas)
1 Limette (ersatzweise 1/2 unbehandelte Zitrone)
evtl. etwas Öl zum Einfetten
200 g Weizenmehl Type 1050
1 TL Backpulver
150 g weiche Butter
150 g Zucker
1 Päckchen Vanillezucker
1 Ei (Größe M)
100 g Kefir
Puderzucker zum Bestäuben
1 Muffin-Form mit 12 Vertiefungen
oder 24 Papier-Backförmchen (5–6 cm Ø)

Zubereitungszeit: 20 Min.
Backzeit: 25 Min.

Pro Stück etwa:
3 g E/ 12 g F/ 27 g KH
225 kcal

Backofen auf 175° vorheizen. Frische Kirschen waschen und entsteinen, Kirschen aus dem Glas gut abtropfen lassen. Die Limette heiß abspülen, abtrocknen, die Schale fein abreiben und den Saft auspressen.

Vertiefungen der Muffin-Form mit etwas Öl einfetten oder jeweils 2 Papier-Backförmchen ineinandersetzen.

Mehl und Backpulver vermischen. Butter mit Zucker, Vanillezucker und Ei cremig rühren. Limettenschale, 2 EL Limettensaft und den Kefir unterziehen. Die Mehlmischung hinzufügen und schnell vermischen. Die Kirschen unterheben.

Teig in die Vertiefungen der Backform verteilen oder die Papierförmchen jeweils zu zwei Dritteln füllen. Im Backofen (Mitte, Umluft 160°) in 20–25 Min. goldbraun backen.

Muffins mit übrigem Limettensaft bepinseln und kurz abkühlen lassen. Kirsch-Muffins aus den Backform-Vertiefungen lösen und auf ein Kuchengitter setzen. Das Gebäck ganz auskühlen lassen. Vor dem Servieren hauchdünn mit Puderzucker bestäuben.

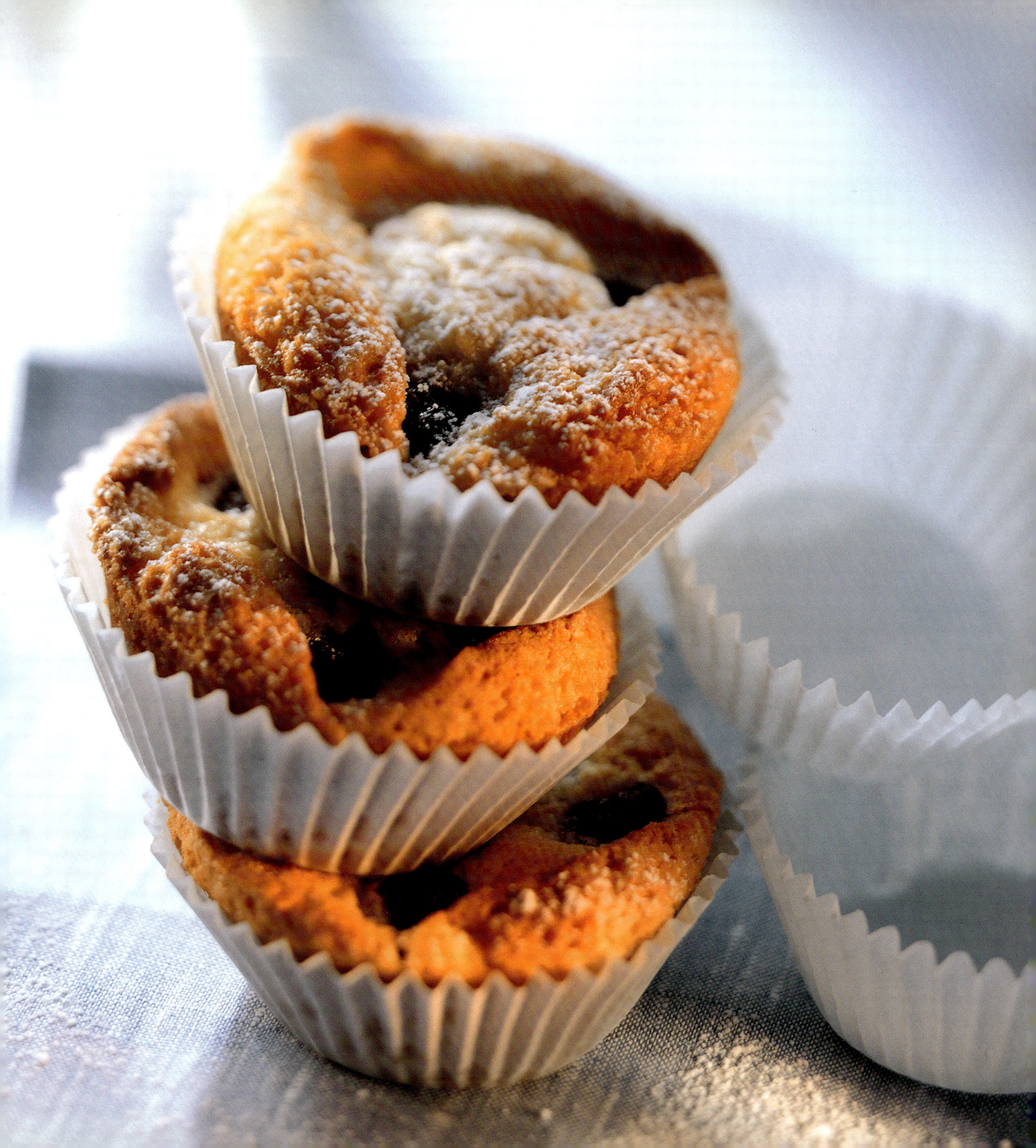

Möhren-Nuß-Ecken

Pausensnack • gut für die Konzentration

Für 8–10 Stücke

300 g Möhren
abgeriebene Schale und Saft von 1/2 unbehandelten Zitrone
3 Eier (Größe S)
100 g Zucker
1 Päckchen Vanillezucker
1 Prise Salz
200 g frisch gemahlene Walnußkerne
50 g Weizenmehl Type 1050
1/2 Päckchen Backpulver
1 TL Zimt
1/2 TL gemahlene Nelken
Backpapier für das Blech
50 g Aprikosenkonfitüre
50 g Halbbitter-Kuvertüre

Zubereitungszeit: 40 Min.
Backzeit: 30 Min.

Bei 10 Stücken pro Stück etwa:
6 g E/ 17 g F/ 23 g KH
265 kcal

Backofen auf 200° vorheizen. Die Möhren schälen und fein reiben, mit dem Zitronensaft vermischen. Die Eier trennen, die Eiweiße zu steifem Schnee schlagen.

Eigelbe mit Zucker, abgeriebener Zitronenschale, Vanillezucker und Salz cremig rühren. Gemahlene Walnüsse, das mit dem Mehl vermischte Backpulver, Zimt und Nelken hinzufügen und unter die Eiermasse mischen. Den Eischnee mit einem Schneebesen locker unterheben.

Backblech zur Hälfte mit Backpapier auslegen, den Teig 2 cm hoch darauf verstreichen und mit einem festen Streifen Alufolie begrenzen. Teig im Ofen (Mitte, Umluft 180°) 25–30 Min. backen. Anschließend auskühlen lassen.

Konfitüre erwärmen und durch ein Sieb streichen. Die Oberfläche des Kuchens damit dünn bepinseln, trocknen lassen. Den Kuchen in 8–10 Dreiecke schneiden.

Kuvertüre im Wasserbad schmelzen lassen, jeweils die Ecken des Gebäcks in die Kuvertüre tauchen und auf einem Kuchengitter abtropfen und fest werden lassen.

Tip! Sie können das Eintauchen in die Kuvertüre auch weglassen und dafür zu den Möhren-Nuß-Ecken etwas Schlagsahne servieren.

Mango-Pistazien-Tarte

Für 12 Stücke

Für eine Tarteform von 24 cm Ø:

2 Platten tiefgekühlter Blätterteig

2 reife Mangos

1 EL Butter

2 EL Ahornsirup

3 EL Pistazienkerne

Zubereitungszeit: 20 Min.
Backzeit: 25–30 Min.

Pro Stück etwa:

1 g E/ 3 g F/ 8 g KH

70 kcal

für Gäste • gut zum Entspannen

Backofen auf 200° vorheizen. Die Teigplatten nebeneinander auftauen lassen.

Mangos schälen und in großen Spalten vom Stein schneiden. Butter und Ahornsirup in die Tarteform (oder eine ofenfeste Pfanne) geben, im Ofen (Umluft 180°) warm werden lassen.

Pistazien in die Form streuen, die Mangospalten dekorativ darauf legen.

Teigplatten übereinander legen, zu einem Kreis von etwa 28 cm Ø ausrollen, auf die Mangos legen, den Rand leicht nach unten drücken. Mit einer Gabel Löcher in den Teig stechen. Die Tarte im Ofen (Mitte) in 25–30 Min. goldgelb backen. Heiß stürzen, lauwarm abgekühlt servieren.

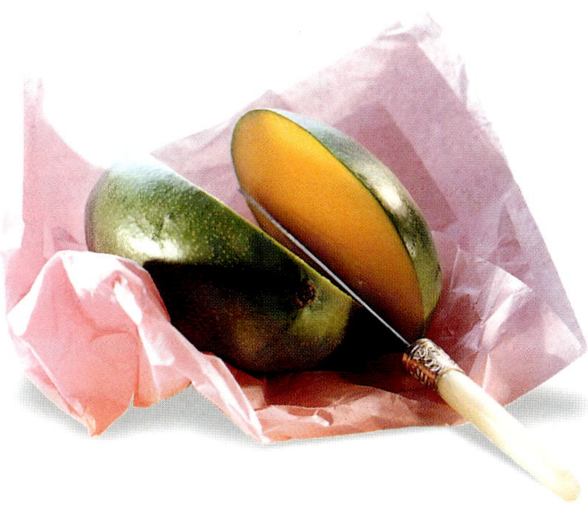

Sachregister

A

Acetylcholin 10, 16, 20
Adrenalin 16
Alkohol 18, 19
Aminosäuren 15, 17, 20
Aminosäuren, essentielle 11, 12
Amygdala 8
Antioxidantien 19
Axon 9, 13

B

Beta-Carotin 13
Beta-Endorphin 17
Bewegung tut gut 19
Bio-Grundrhythmen 17
Blut-Hirn-Schranke 14, 17
Blutzucker-Spiegel

C

Calcium 14, 21
Cholesterin 13
Cholin 10, 13, 16
Chrom 12

D

Dendriten 9
DNA 9
Dopamin 16

E

Einfachzucker 11
Eisen 14
Endorphine 16, 17
Essentielle Aminosäuren 11

F

Fettlösliche Vitamine 13
Fettsäuren, essentielle 11, 12
Fettsubstanzen 11, 12
Freie Radikale 13, 19
Fruchtnektare 18
Fünf Mahlzeiten am Tag 18

G

Garmethoden, Schonend vor- und Zubereiten 19
Gehirn 8
Gehirn, was ihm schadet 19
Gehirnarbeit 8
Getränke 18
Glucose 12
Glukose-Spiegel 11
Glycerin 12
Glycogen 12
Gute Laune fördern 21

H

Hippocampus 8
Hypoglykämie 12
Hypothalamus 8

K

Koffein 19
Kohlenhydrate, Komplexe
Kohlenhydrate 11, 21
Konzentration optimieren 10

L

Limbisches System 8
Limonaden 18

M

Magnesium 14, 21
Melatonin 21
Milch 18
Milchdrinks 18
Mineralstoffe 11, 14
Myelin 10

N

Nährstoffe fürs Gehirn 11, 20
Nervenzellen 9, 10
Neurone 9, 10
Neurotransmitter 10, 12, 15
Nikotin 19
Noradrenalin 16, 21

O

Omega-3-Fettsäuren 13

R

Rezeptor 10

S

Saft 18
Schlaf, Besser einschlafen können 21
Schonend vor- und zubereiten 19
Selen 19
Sensorisches System 8
Serotonin 16, 17, 20, 21
Spurenelemente 11, 14
Streß 19
Streß abbauen 20
Synapsen 9, 10, 15
Synaptischer Spalt 10

T

Thalamus 8
Tryptophan 11, 17
Tyrosin 16

V

Vitamine 13, 19
Vitamin A 13
Vitamin C 13, 14, 21
Vitamin E 13
Vitamine der B-Gruppe 13, 21
Vitamine, Fettlösliche Vitamine 13
Vitamine, wasserlösliche Vitamine 13
Vorbereiten, schonend vor- und zubereiten 19

W

Wach-Schlaf-Rhythmus 17
Was dem Gehirn schadet 19
Wasser 18
Wasserlösliche Vitamine 13

Z

Zink 19
Zubereiten, schonend vor- und zubereiten 19

Rezeptregister

A

Apfel, Brot mit Apfel-Honig-Quark 15
Aprikosen
- Aprikosen-Mandel-Mix 46
- Power-Shake 44

Artischocken mit Zitronen-Frischkäse-Dip 59
Avocado
- Avocado-Kiwi-Shake 46
- Gemüse mit Avodacodip 42
- Kartoffel-Avocado-Suppe 88

B

Bananenschaum-Müsli 25
Basilikum-Mousse 60
Basilikum-Tomaten auf Hirse 105
Birnen
- Birnen-Orangen-Drink 45
- Birnen-Trauben-Becher 156
- Birnenpancakes mit Ahornsirup 26

Bohnen, Heringssalat mit Bohnen 74
Brie mit Feigen und Nüssen 40
Broccoli auf Käsecreme 109
Brot mit Apfel-Honig-Quark 15
Buchweizen, Spinatsalat mit Buchweizen und Putenbrust 64

C

Couscous, Gemüse-Couscous 114

D

Datteln, Käse-Carpaccio mit Datteln 41

E

Entenbrust auf Kartoffel-Linsen-Salat 140
Erbsen
- Gemüsereis indisch 101
- Italienischer Erbsenreis 100

Erdbeeren
- Erdbeer-Feigen-Konfitüre 29
- Erdbeer-Tofu-Eis 158

Erdnüsse
- Fleischspieße mit Erdnußsauce 145
- Schellfisch mit Erdnußkruste 120

F

Feigen
- Brie mit Feigen und Nüssen 40
- Erdbeer-Feigen-Konfitüre 29

Fenchel
- Fenchel-Möhren-Salat 69
- Lachsforelle mit Fenchel-Anis-Sauce 126

Feta mit Traubenkompott 37
Filetscheiben auf Reissalat 50
Fisch-Orangen-Pfanne 122
Fleischspieße mit Erdnuß-sauce 145
Frischkorn-Müsli 24
Früchte mit Pistazien-quark 28
Früchte-Gratin 155
Fruchtiger Sommersalat 68
Frühlingszwiebeln, Marinierte Frühlingszwiebeln 51

G

Garnelen
- Garnelen-Wan-Tans 54
- Gemüserollen mit Garnelen 55
- Thailändisches Garnelen-Curry 129

Gedämpfte Makrelen 121
Geflügeltaschen mit Wein-Senf-Sauce 138
Gefüllte Frikadellen 145
Gefüllte Kartoffeln 104
Gefüllte Sesam-Pfannkuchen 102
Gefüllte Sharon-Früchte 158
Gefüllte Spitzpaprika 58
Gelbe Linsen mit Mango 116
Gelber Gemüseeintopf mit Kokosmilch 90
Gemüse mit Avocadodip 42
Gemüse-Couscous 114
Gemüse-Tofu-Spieße 42
Gemüsecreme mit Curry 32
Gemüsereis indisch 101
Gemüserollen mit Garnelen 55
Gemüsesalat mit Weizen-körnern 70
Gemüsesuppe mit Kräuterklößchen 94
Gemüseteller mit Knoblauchsauce 108
Glasierte Putenkeule mit Gemüse 137
Graupen-Pilz-Risotto 113
Griechisches Sandwich 38
Grüner Kartoffelsalat mit Räucherlachs 73
Grüner Kichererbsen-Reis 117
Grüner Obstsalat 156

H

Hähnchen
- Hähnchenbrust mit Möhren-Orangen-Gemüse 142
- Zitronenhähnchen 141

Heringssalat mit Bohnen 74
Himbeer-Minze-Toast 28

I

Ingwerparfait mit Pfirsich-mark 159
Italienischer Erbsenreis 100
Italienisches Omelett 30

J

Jambalaya 92

K

Kalbsrahmgulasch mit Pilzen 149
Kalter Braten mit Salsa verde 80
Kaninchen in Wermut-sauce 146
Kartoffeln
- Entenbrust auf Kar-toffel-Linsen-Salat 140
- Gefüllte Kartoffeln 104
- Gemüse-Tofu-Spieße 42
- Grüner Kartoffelsalat mit Räucherlachs 73
- Kartoffel-Avocado-Suppe 88
- Kartoffelsalat mit Gurke und Krabben 72
- Matjeshäckerle auf Kartoffelscheiben 56
- Spanischer Kartoffeltopf 93

Käse-Carpaccio mit Datteln 41
Kaviarbrote 33
Kefir-Minze-Mix 44
Kerniges Traubenmüsli 24
Kichererbsen
- Grüner Kichererbsen-Reis 117
- Lamm-Kichererbsen-Curry 148

Kirsch-Muffins 160
Kiwi, Avocado-Kiwi-Shake 46
Klare Edelfischsuppe 85
Kohlrabisalat mit Gorgon-zoladressing 66
Krabben, Kartoffelsalat mit Gurke und Krabben 72

L

Lachs, Grüner Kartoffel-salat mit Räucherlachs 73

Lachsforelle mit Fenchel-Anis-Sauce 126
Lachsschinken-Tatar 32
Lamm-Kichererbsen-Curry 148
Linsen
- Entenbrust auf Kartoffel-Linsen-Salat 140
- Gelbe Linsen mit Mango 116
- Linsen-Curry-Suppe 89
- Nudel-Linsen-Topf 96
- Tomaten-Linsen-Sugo auf Bandnudeln 110

Makrelen, Gedämpfte Makrelen 121
Mango
- Gelbe Linsen mit Mango 116
- Mango-Pistazien-Tarte 163
- Mango-Rührei 30
- Scharfe Reis-Mango-Päckchen 52

Marinierte Frühlingszwiebeln 51
Marinierter Limburger auf Lauch 81
Mariniertes Rinderfilet 144
Matjes mit Kräutervinaigrette 76
Matjeshäckerle auf Kartoffelscheiben 56
Meeresfrüchte mit Minze 130
Meeresfrüchte-Risotto 132
Melonensalat mit Ziegenkäse 66
Möhren
- Fenchel-Möhren-Salat 69
- Hähnchenbrust mit Möhren-Orangen-Gemüse 142
- Möhren-Nuß-Ecken 162
- Möhrensuppe mit Sesam 89

Muschelragout 133

Nudeln
- Nudel-Linsen-Topf 96
- Tomaten-Linsen-Sugo auf Bandnudeln 110

Orangen
- Birnen-Orangen-Drink 45
- Fisch-Orangen-Pfanne 122
- Hähnchenbrust mit Möhren-Orangen-Gemüse 142
- Putenbrust-Orangen-Brot 29

Papaya
- Putenbrust mit Tomaten-Papaya-Gratin 136
- Rucola-Papaya-Salat 65

Paprikaschoten
- Gefüllte Spitzpaprika 58
- Paprika mit Quarkfüllung 77
- Paprika-Dill-Knäcke 36
- Paprika-Mandel-Suppe 86

Petersfisch mit Melonengemüse 124
Pfannengerührtes Gemüse 106
Pfirsich, Ingwerparfait mit Pfirsichmark 159
Pilze
- Graupen-Pilz-Risotto 113
- Kalbsrahmgulasch mit Pilzen 149

Pistazien
- Früchte mit Pistazienquark 28
- Mango-Pistazien-Tarte 163

Power-Shake 44
Pute
- Glasierte Putenkeule mit Gemüse 137
- Putenbrust mit Tomaten-Papaya-Gratin 136
- Putenbrust-Orangen-Brot 29
- Spinatsalat mit Buchweizen und Putenbrust 64

Radieschen
- Radieschenblätter-Creme 85
- Rettich-Radieschen-Rohkost 65
- Roastbeef mit Radieschensauce 78

Reis
- Filetscheiben auf Reissalat 50
- Gemüsereis indisch 101
- Grüner Kichererbsen-Reis 117
- Italienischer Erbsenreis 100
- Meeresfrüchte-Risotto 132
- Scharfe Reis-Mango-Päckchen 52
- Schweinefilet mit exotischem Fruchtreis 150

Rettich-Radieschen-Rohkost 65
Ricottaschmarren mit Himbeeren 154
Roastbeef mit Radieschensauce 78
Rote-Bete-Eintopf 97
Rucola-Papaya-Salat 65

Sardellentaler 41
Sardinen auf Spaghettini 125
Scharfe Reis-Mango-Päckchen 52
Schellfisch mit Erdnußkruste 120
Schnelle Käsestangen 36
Schweinefilet mit exotischem Fruchtreis 150
Seeteufel mit vanillierter Sauce 128
Spanischer Kartoffeltopf 93
Spinat mit Tofu und Sesam 105
Spinatsalat mit Buchweizen und Putenbrust 64
Süß-saurer Tofu 51

Thailändisches Garnelen-Curry 129
Thunfisch-Sandwich 40
Tofu
- Erdbeer-Tofu-Eis 158
- Gemüse-Tofu-Spieße 42
- Spinat mit Tofu und Sesam 105
- Süß-saurer Tofu 51

Tomaten
- Basilikum-Tomaten auf Hirse 105
- Putenbrust mit Tomaten-Papaya-Gratin 136
- Tomaten-Linsen-Sugo auf Bandnudeln 110
- Tomaten-Shake 45

Trauben
- Birnen-Trauben-Becher 156
- Feta mit Traubenkompott 37
- Kerniges Traubenmüsli 24

Wirsingfleckerl mit Schinken 112

Zitronenhähnchen 141
Zwetschgen-Amaretto-Gratin 155

REIHE: LUST AUF VEGETARISCH

für alle die sich gern verwöhnen lassen wollen

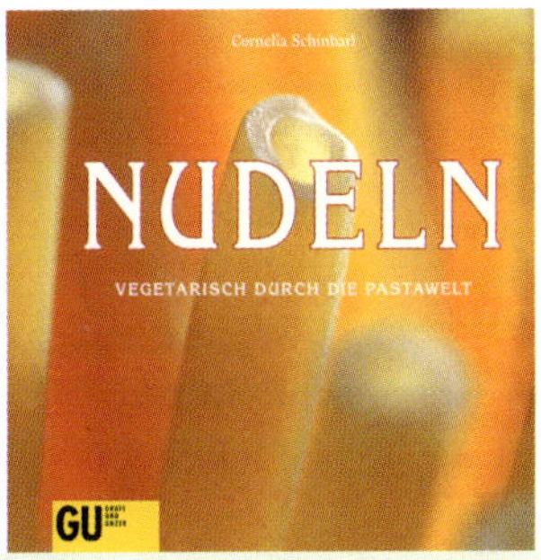

ISBN 3-7742-4182-1
96 Seiten

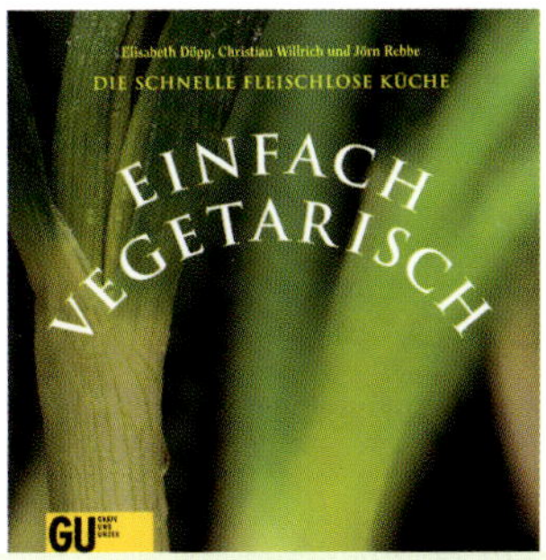

ISBN 3-7742-2776-4
96 Seiten

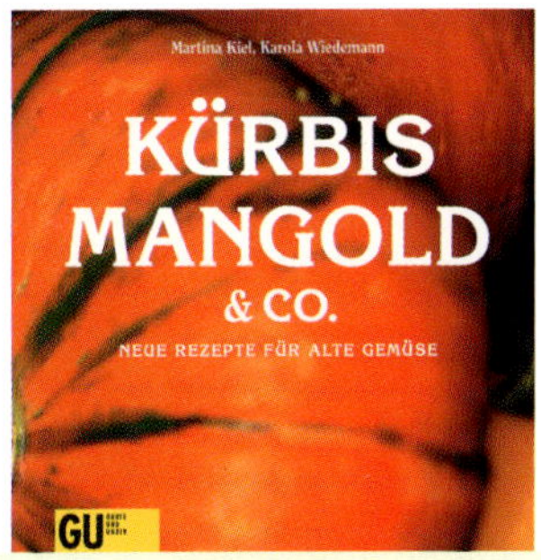

ISBN 3-7742-2817-5
96 Seiten

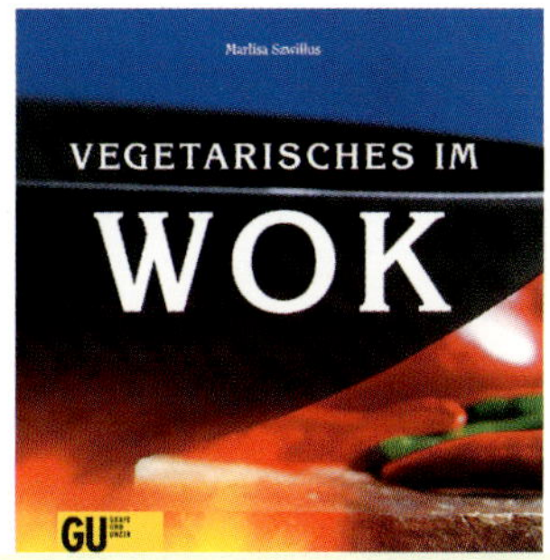

ISBN 3-7742-2986-4
96 Seiten

Eine der genußvollsten Arten, sich gesund und fit zu essen. Diese Reihe zeigt, wie fantastisch vegetarische Küche schmecken kann. Mit stimmungsvollen Fotos und vielen praktischen Tips in den Umschlag- Klappen.

WEITERE LIEFERBARE TITEL:

- Asien Vegetarisch
- Ayurveda Typgerecht Kochen
- Vegetarisches aus dem Backofen
- Korn & Co
- Vegetarische Mittelmeerküche
- Pizza, Pasta, Pomodore

G|U

Impressum

Abkürzungen:

TL = Teelöffel (gestrichen)
EL = Eßlöffel (gestrichen)
Msp. = Messerspitze
ml = Milliliter
Ø = Durchmesser
E = Eiweiß
F = Fett
KH = Kohlenhydrate
kcal = Kilokalorien

Die Temperaturen bei Gasherden variieren von Hersteller zu Hersteller. Welche Stufe Ihres Herdes der jeweils angegebenen Temperatur entspricht, entnehmen Sie bitte der Gebrauchsanweisung.

REDAKTION:
Ina Schröter
LEKTORAT:
Cornelia Schinharl
LAYOUT UND GESTALTUNG:
Claudia Fillmann, independent, Medien-Design
HERSTELLUNG:
Sabine Fieger
FOTOS:
FoodPhotography Eising
GRAFIK S. 10:
Detlef Seidensticker
SATZ:
Easy Pic Library
REPRO:
Fotolito Longo
DRUCK UND BINDUNG:
Appl, Wemding

ISBN 3-7742-1125-6

AUFLAGE: 4. 3. 2. 1.
JAHR: 02 01 00 99

Marlisa Szwillus

Aus der Liebe zum Kochen und der Freude am Essen wurde Berufung. Nach dem erfolgreichen Abschluß des Oecotrophologie-Studiums und anschließender Tätigkeit in der Redaktion einer renommierten Frauenzeitschrift leitete sie mehrere Jahre lang das Kochressort der größten europäischen Food-Zeitschrift. Sie arbeitet seit 1993 freiberuflich als Fachjournalistin und Buchautorin in München. Sie ist Mitglied des Food-Editors-Clubs Deutschland und verknüpft als Expertin in ihren aktuellen Themen stets die gesunde Ernährung mit dem kulinarischen Genuß.

DIE FOTOGRAFEN:

Susie M. und Pete A. Eising haben Studios in München und Kennebunkport, Maine (U.S.A.). Sie studierten an der Fachakademie für Photodesign in München, wo sie 1981 ihr eigenes Studio für Food Fotografie gründeten.

Für dieses Buch:
FOTOGRAFISCHE GESTALTUNG:
Martina Görlach
FOODSTYLING:
Monika Schuster

Ein Dankeschön für die Unterstützung bei der Fotoproduktion:
LSA (London), Mercantile (München), Izabel Lam (New York), Sia (Trier), Boss elitaire (Balingen), Flammant (B-Geraardsbergen), Perles d' Asie (F-Paris), WMF (Geislingen/Steige), ASA (Höhr-Grenzhausen), Habitat (Hamburg)